치질 없는
몸으로 살기

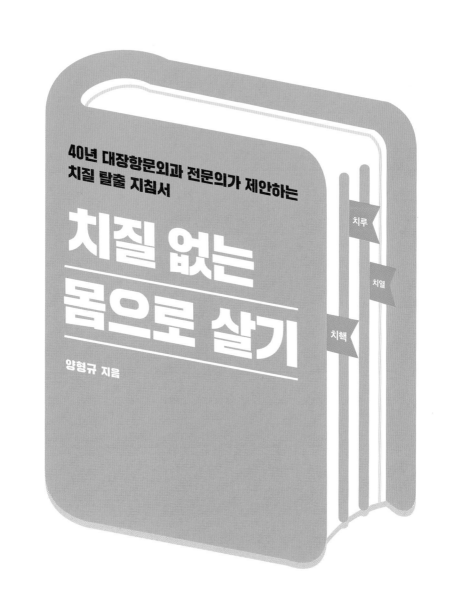

40년 대장항문외과 전문의가 제안하는
치질 탈출 지침서

치질 없는
몸으로 살기

양형규 지음

치루

치열

치핵

양병원 출판부

치질수술은 가장 흔한 수술이지만, 아직도 일반인들은 막연하게 두려워하고 되도록 피하고 싶어 한다. 사실 우리의 모든 신체 부위가 중요한 기관이지만 항문만큼 소중한 기관도 드물다. 몸 안에 쌓인 변을 배출하는 유일한 통로임에도 불구하고 우리는 항문의 소중함을 때때로 망각하고 있다. 말단부 직장암으로 인해 항문을 없애고 복부에 대장루, 즉 인공항문을 만든 환자의 불편함은 이루 말할 수 없다. 정부에서도 이런 환자는 장애인으로 인정해줄 정도다. 이렇듯 항문은 소중히 여겨야 할 신체 기관 중 하나다. 이에 필자는 치핵, 치루 등 모든 항문수술에서 되도록 항문을 파괴하지 않고 원형 그대로 보존해야 한다는 대원칙을 세워 두고 있다. 한 번 파괴된 항문은 되돌릴 수 없기 때문이다.

'도대체 치질은 왜 생기는 걸까?' 궁금할 것이다. 과거에는 정맥류로 인해 치질이 생긴다고 여겼다. 하지만 최근 연구에 의하면 치질조직은 정상조직임이 밝혀졌다. 즉 평상시에는 항문을 닫는 역할을 하고, 배변 시에는 충격을 줄여주는 쿠션조직이라는 것이다. 입술과 같은 역할을 하기 때문에 '항문의 입술'이라고도 부르는 쿠션조직이 항문 밖으로 빠진 상태가 바로 치질이다. 과거에는 이 치질조직을 비정상 조직으로 생각해 많이 제거했지만, 지금은 되도록 치질조직을 보존하면서 항문 밖으로 빠지지 않게 교정하는 수술을 한다.

필자는 이러한 원칙에 충실하기 위해 '거상 치질수술'을 고안해 치핵수술을 하고 있다. 이 수술은 항문의 피부와 점막을 최대한 보존하는 방법이기 때문에 항문이 좁아지지 않고 통증이 적다는 것이 장점이다.

이 책은 3대 항문질환인 치핵, 치열, 치루뿐 아니라 그 외 대장암, 변비, 과민성 장증후군, 궤양성 대장염, 크론병 등 대장항문질환을 전반적으로 다루고 있다. 또 환자들이 의사에게 묻고 싶은 질문들을 수집해 Q&A 형식으로 담아 시간 관계상 진찰실에서 듣지 못했던 이야기들을 친절히 답하고 있다.

이미 16년 전에 《누구나 알기 쉬운 치질, 변비 이야기》라는 일반인들을 위한 책을 펴냈었다. 그러나 약간 전문적이고 어렵다는 평이 있어, 다시 쉽게 써서 2006년에 《치질 뿌리 뽑기》를 출간했고, 2011년에 《소곤소곤! 뒤가 상쾌한 이야기 만화 치질》을 펴냈다. 이 두 권을 합해 쓴 책이 2014년에 출간한 《만화를 곁들인 알기 쉬운 치질백과》이며, 이 책을 다시 리뉴얼한 책이 바로 《치질 없는 몸으로 살기》다. 아무쪼록 이 책이 출판물의 홍수 속에서 국민의 건강에 도움이 되길 바란다.

끝으로 이 책이 나올 수 있도록 도와주신 분들, 양병원 의사 선생님들, 출판부 박은영 과장과 임혜령 사원에게 감사의 뜻을 표한다. 병원 일과 책을 집필한다며 소홀했던 아내 이은경과 아들 현준, 현식, 딸 유진에게도 이 기회에 미안함과 감사의 뜻을 전한다.

2021년 5월 양병원 원장실에서 양형규

Contents

Prologue · 4

PART 1
치핵

항문에 얽힌 재미있는 이야기 하나 **치질은 작가의 숙명?!** · 12

치질은 인간이 극복할 수 없는 운명? · 14

항문질환 삼총사 · 17

| **Special Study** | 치질에 대한 오해를 풀어요! · 21

치핵, 넌 누구냐? · 28

내치핵과 외치핵 · 36

| **Special Study** | 일상생활에서 치핵을 유발하는 요인은? · 47

치핵 치료법 · 52

PART 2
항문주위농양과 치루

항문에 얽힌 재미있는 이야기 하나 **프랑스 외과의 역사를 바꾼 '태양왕'의 치질** · 72

항문주위농양 · 74

치루 · 77

| **Special Study** | 치루와 변실금 · 88

PART 3
치열

치열이란? · 92

치열 치료법 · 99

| **Special Study** | 항문 건강의 5가지 적 · 103

PART 4
증상으로 보는 항문질환

출혈 항문에서 피가 나올 때 · 106

통증 항문이 아플 때 · 110

탈출 항문 안에서 덩어리가 밖으로 나올 때 · 114

염증 점액이나 고름이 변에 묻어 나올 때 · 118

소양증 항문이 가려울 때 · 120

잔변감 배변습관에 변화가 생길 때 · 122

| **요약 정리** | 여러 증상에 따른 대장·항문질환 감별표 · 124

PART 5

항문질환 검사 가이드

항문에 얽힌 재미있는 이야기 하나 **"서너 마리의 거머리를 갖다 붙여라"** 128

어떤 병원을 찾아야 할까? · 130

무슨 진찰을 받을까? · 133

항문수술 전 준비부터 수술 후 관리까지 · 151

| **Special Study** | 퇴원 후 관리 방법 · 165

PART 6

항문질환의 기초

항문에 얽힌 재미있는 이야기 하나 **비데의 어원은 조랑말** · 170

항문과 입의 관계 · 172

항문의 구조와 기능 · 174

항문관을 조여주는 2개의 괄약근 · 178

| **Special Study 1** | 대장은 이렇게 생겼어요 · 180

| **Special Study 2** | 음식물의 소화 단계와 통과시간 · 181

PART 7
그 밖의 대장항문질환

항문에 얽힌 재미있는 이야기 하나 **로마교황과 종교개혁가 루터는 동병! 상련?** 184

변비 186

과민성 장증후군 204

대장 용종(대장 폴립) 209

대장암, 직장암 213

항문암 221

항문소양증 223

직장탈출증 227

변실금 230

궤양성 대장염 233

크론병 237

항문콘딜로마(첨규콘딜로마) 241

소아의 대장항문질환 243

여성과 항문질환 249

부록 1
대장항문외과 전문의가 답하다! 항문질환에 대한 더 많은 궁금증 Q&A 255

부록 2
항문질환의 예방법 283

PART 1

치핵

치질은 작가의 숙명?!

고대 로마의 시인 베르길리우스는 서양문학사에 있어 시성詩聖으로 불리는 인물이다. 《아이네이스》는 후대의 많은 작가들에게 영감을 불어넣은 명작으로 그가 남긴 미완의 작품이다. 단테는 그의 작품 《신곡》에서 베르길리우스를 주인공의 길 안내자로 등장시켰다. 이런 위대한 시성도 치질의 고통에선 자유로울 수 없었다. 그는 고질적인 치질로 인해 음식을 적게 먹고 술은 입에도 대지 않는 등 무척 건전한 생활을 했다고 한다.

김유정은 1930년대 우리나라를 대표하는 소설가다. 30세 나이로 운명을 달리한 이 소설가는 살다간 짧은 세월에 비해 우리 문학사에 많은 업적을 남겼다. 지금까지도 중·고교 국어교과서에 실릴 정도로 문학사에 확실한 족적을 남겼지만, 김유정 역시 치질과 폐결핵으로 고통스러운 세월을 보내야 했다. 일설에는 폐결핵보다 치질로 인해 더 고통받았고 사망의 한 원인이었다는 이야기가 있을 정도다.

김유정은 때때로 치질로 인해 자리에 앉아있지도 못할 지경이어서 엎드려 지내는 일이 많았다고 한다. 치질이 악화되었던 28살, 형수 집에서 투병을 하던 김유정은 엎드린 채 방문을 열고 밖을 내다 보다 어린아이들이 실랑이하는 모습을 보았다. 김유정은 그때의 느낌과 분위기를 《동백꽃》이라는 작품에 담았다고 한다.

동서양을 막론하고 치질 발병률이 높은 직업군 중 하나가 작가다. 앉아있는 시간이 많고 불규칙한 생활을 할 뿐 아니라 창작의 고통으로 인해 치질과 상극인 술과 담배를 하는 경우가 많아 작가 중 열에 아홉은 치질을 앓고 있다. 모 작가의 말에 의하면 치질은 작가의 숙명이라 한다. 그럼 작가가 되고자 하는 사람은 치질을 각오해야 할까?

치질은 인간이
극복할 수 없는 운명?

다윈의 진화론에 따르면 오늘날 현대인의 몸 구조는 200~300만 년 전의 인류와 별반 차이가 없다. 당시 우리 조상들의 생활양식은 주로 수렵, 어로, 채취였으며 평균 수명은 기껏해야 40세 정도였다. 배변도 참지 않고 야생동물처럼 대자연 속 아무 데서나 자유롭게 이루어졌다. 따라서 당시 사람들은 항문에 부담을 주는 일이 거의 없었다.

하지만 생활환경이 개선되면서 사람들은 체면 문화에 길들여지고, 이는 곧 항문의 비극으로 이어졌다. 잠자는 몇 시간을 제외

몸에 걸리는 무게

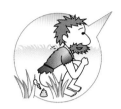

동물은 네 발로 다녀 항문조
직이 빠질 수 없는 구조라 치
질이 없다.

옛날 사람들은 초원에서 자
유롭게 배변을 봤기 때문에
항문에 부담이 없었다.

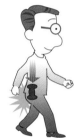

몸의 무게가 항문 주위로
집중

인간은 직립하면서 항문조
직이 중력에 의해 항문 바깥
으로 빠지기 쉬운 구조가 되
어 치질이 생기기 쉬워졌다.

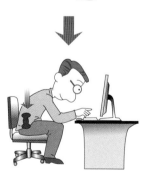

▶ 동물과 인간의 치질 발생 비교

하고 거의 모든 시간을 서거나 혹은 앉아서 지내는 현대인. 항문이 자극을 받을 수밖에 없는 환경인데, 여기에 온갖 스트레스로 설사와 변비를 반복한다. 이처럼 항문은 하루 24시간, 365일 혹사당하고 있다. 그렇다면 과연 치질은 인간이 극복하지 못할 운명인 걸까?

사람은 직립보행을 하면서 손을 자유롭게 쓸 수 있게 되었고, 그 결과 오늘날의 과학 문명을 만들었다. 네 발로 다니는 짐승들은 몸 전체로 하중을 견디기 때문에 항문조직이 항문 밖으로 빠지지 않는다. 하지만 인간은 두 다리로 걷기 시작하면서 자연스레 하중이 허리와 항문 주변으로 집중되었고, 항문조직이 중력에 의해 항문 바깥으로 빠지기 쉬운 구조가 되었다. 그러면서 두 발로 걷는 영장류, 특히 사람에게 치질은 흔히 나타날 수 있는 질병이 되었다.

항문질환 삼총사

치질이란 말은 '치의 질환', 즉 항문에 나타날 수 있는 모든 질환을 뜻하나 일반인들은 보통 치핵을 치질이라고 부른다. 따라서 치질은 넓은 의미로는 모든 항문질환을 통칭하며, 좁은 의미로는 치핵을 뜻한다.

치질은 항문, 즉 항문관과 그 주변에 생기는 질환이다. 항문관에서 항문 입구 부근은 피부로, 항문 입구에서 치상선까지 약 1.5cm 부근은 항문상피로, 치상선에서 약 1.5cm 위까지는 항문점막으로 그리고 그 위는 직장점막으로 덮여 있다. 이처럼 항문은 4가지의 피부와 점막으로 이루어져 있기 때문에 질환이 생기는 장소에 따라 그 증상이 각기 다르다.

3대 항문질환은 치핵, 치열, 치루

항문질환에는 여러 가지가 있으나 보통 '치핵痔核', '치열痔裂', '치루痔漏'가 93%를 차지하며 이 세 가지의 질환을 3대 항문질환이라고 한다.

치핵조직, 즉 항문쿠션조직은 우리 몸에 반드시 필요한 정상조직이다. 평상시에는 항문 점막과 괄약근 사이로 변과 가스가 새지 않도록 항문을 막는 역할을 하고, 변이 나올 때는 충격을 흡수한다. 그런데 배변 시 변기에 너무 오래 앉아 있다 보면 쿠션조직을 지탱하는 지지인대가 파괴되어 쿠션조직이 항문 밖으로 빠져나오는 병적인 현상이 생기는데, 이것이 치핵이다. 치핵은 생기는 부위에 따라 치상선 안쪽에 생기면 '내치핵(암치질)', 치상선 바깥쪽에 생기면 '외치핵(수치질)'이라고 한다.

치열은 단단한 변이 항문을 통과할 때 치상선 바깥쪽의 항문상피가 찢어져 심한 통증과 함께 출혈이 생기는 현상을 말한다.

치루는 배변 시 윤활액이 나오는 항문샘에 대변이 들어가 염증

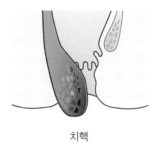

치핵

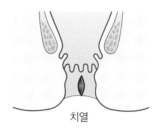

치열

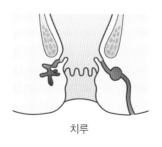

치루

▶ **치핵, 치열, 치루**

이 생기거나 균에 감염되어 항문 주위에 농양이 생겼다가 고름이 터지면서 길이 생겨(누관) 발생하는 질환이다. 항문주위농양은 고열과 함께 통증이 심하며, 특히 치루로 발전하면 재발률이 높기 때문에 완치하려면 반드시 수술이 필요하다.

항문질환 통계

치핵은 치질 환자(치핵, 치루, 치열) 중 가장 많은 부분을 차지하는 질환이다. 양병원 통계자료(1997~2004년 수술 환자 7,647명)에 따르면 병원을 찾은 전체 치질 환자 중 70%가 치핵 환자였다.

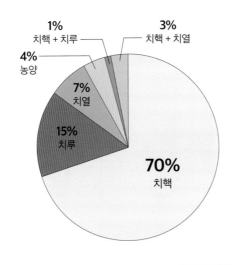

1%
치핵 + 치루

3%
치핵 + 치열

4%
농양

7%
치열

15%
치루

70%
치핵

치질에 대한 오해를 풀어요!

환자들은 치질이 의심돼도 병원에서 진찰받는 게 창피하기도 하고 번거롭다고 생각해 약국부터 찾는다. 하지만 정확한 진단 없이 약으로 치료하는 것은 임시방편에 지나지 않는다.

병원을 찾지 않는 이면에는 치질을 부끄러운 질환으로 생각하는 경향이 있어서다. 그런 까닭에 치질과 관련된 오해와 편견은 계속 쌓인다. 그러나 진찰 시 측체위로 해서 주로 항문만 보이기 때문에 부끄럽게 생각할 필요가 없다. 이제부터 치질에 대한 잘못된 편견들을 하나하나 바로잡아보자.

오해 1 치질은 반드시 수술해야 한다?

일반인들은 치질이 생기면 무조건 수술해야 된다고 생각하지만, 보존요법과 약물요법으로 치료되는 경우가 70% 이상이다. 실제 수술이 필요한 환자는 30% 미만이다.

치핵의 경우

치핵은 항문질환 중 가장 많은 부분(70% 이상)을 차지한다. 치핵은 내치핵과 외치핵으로 나눠지고 그중 90% 이상이 내치핵이다. 말하자면, 치질 중에서 가장 흔한 것이 내치핵인 셈이다. 1도, 2도 치핵의 경우 보존적 치료와 비수술적 치료로 완치가 가능하다. 수술을 해야 하는 경우는 3도 이상의 치핵으로, 이때는 비수술법인 주사요법이나 고무링 결찰법으로 완치하기가 어렵다. 또한 혈전성 외치핵은 보존요법도 가능하나 치핵조직이 큰 경우 수술이 더 효과적이다.

치루의 경우

항생제를 사용하면 증상이 약간 호전되나 완전한 치료는 수술이다. 항문주위농양은 항문 주위가 곪은 질환으로 치루의 전 단계이며, 가능한 한 빨리 수술을 하는 것이 유리하다.

치열의 경우

급성치열과 만성치열로 나뉘는데, 만성치열은 반드시 수술을 해야 한다.

수술을 해야 하는 질환	수술이 필요 없는 질환
• 3, 4도 내치핵 • 감돈치핵 • 중증 이상의 혈전성 외치핵 • 항문주위농양 • 만성치열 • 직장탈출증	• 1, 2도 내치핵 • 경증의 혈전성 외치핵

오해 2 치질수술 후 통증이 심하고 항문이 좁아진다는데?

과거에는 치질수술이 꽤나 아픈 수술로 알려져 있었다. 이로 인해 수술 후 통증에 대한 말들이 회자되면서 치질수술을 더욱 기피하는 경향이 생겨났다. 주로 통증을 느끼는 부위는 항문의 치상선 아랫부위로, 이 부위는 체신경의 지배하에 있어 통증에 민감하다. 수술 후 통증이 심한 이유는 점막과 치핵조직을 많이 제거하기 때문이다. 그러나 요즘은 점막조직을 되도록 적게 제거해 통증이 많이 줄어들었다.

과거에는 치질수술 후 지혈을 하기 위해 바셀린 거즈를 원통 모양으로 말아 항문관 안에 삽입했는데, 그러고 난 다음 마취에서 깨어나면 통증이 아주 심했다. 이 방법 때문에 치질수술은 통증이 아주 심하다고 알려졌다. 그러나 요즘은 원통 모양의 거즈를 거의 삽입하지 않으며, 삽입하더라도 가벼운 것을 넣기 때문에 통증이 심하지 않다.

또 치질수술을 받고 난 후 변이 가늘어지고 대변을 볼 때마다 아프다며 통증을 호소하는 환자들이 있다. 이는 수술로 인한 항문협착이 원인이다. 항문협착은 항문이 비정상적으로 좁아지는 증상으로, 과거에 치질수술 시 조직을 많이 제거해 자주 발생했다. 그러나 최근에는 거의 생기지 않으며, 생기더라도 간단한 수술로 해결된다.

요즘은 수술법의 발달뿐 아니라 진통제, 자가통증조절기의 발달로 예전과 같은 통증은 없으며, 있더라도 참을 만한 정도다.

오해 3 수술을 하면 대변이 샌다는데?

대변 조절기능을 하는 괄약근이 손상되었을 때 소위 대변이 새는 변실금이 생긴다. 괄약근이 손상되는 수술은 치루와 중증 치열의 경우다. 치루수술의 경우 괄약근이 손상될 수 있다. 치열수술은 주 수술법이 내괄약근 절개법으로, 수술 후에 가벼운 변실금이 생길 수 있다. 이를 예방하기 위해 최근에는 내괄약근을 부분적으로 절개하거나 내괄약근 부분 절개술 대신 피부판 이동술을 많이 시행하고 있다.

치핵수술은 괄약근을 절제하지 않아 심한 변실금은 생기지 않으나 치핵 쿠션 조식을 필요 이상으로 많이 절제하면 가벼운 변실금이 생길 수도 있다. 따라서 치핵조직은 되도록 적게 떼어내려는 추세다.

간단하고 입원하지 않아도 된다는 말에 현혹되어 비의료인에게 부식제 주사를 맞으면 통증이 아주 심하며 항문협착이 생기기 쉽다. 변이 새는 변실금이 생기는 등 항문을 망가트릴 수도 있다. 반드시 병원에서 수술을 해야 한다.

오해 4 치질은 재발한다?

치질수술의 합병증을 치질이 재발한 것으로 오해하는 경우가 많다. 치질수술에 동반된 다른 항문질환을 그대로 둔 경우나 항문협착증, 피부꼬리가 생긴 경우 등이다.

피부꼬리는 치핵수술 후 수술 부위가 부었다가 부기가 빠지면서 피부가 꼬리 모양으로 남는 경우인데, 일반인들은 치핵이 재발한 것으로 오해하기 쉽다. 그러나 피부꼬리는 내치핵과 달리 항문 안쪽은 정상이고 다만 바깥 피부만 남은 것이다. 따라서 치료도 간단해 외래 처치실에서 부분마취를 한 후 간단히 절제하면 완치된다.

과거에는 치핵조직을 정맥류로 인해 생긴 비정상조직으로 간주해 많이 절제하는 것을 원칙으로 삼았다. 하지만 최근 들어 치핵조직은 정상조직이라고 밝혀졌다. 조직 내 확장된 정맥 안에 혈액을 채워 항문을 닫아주는 역할을 하기 때문이다. 따라서 이제 치핵조직은 많이 떼어낼 필요 없이 항문 밖으로만 빠지지 않게 처치하면 된다.

치루는 다른 항문질환에 비해 비교적 재발률이 높은 질환이다. 그 이유는 항문주위농양을 절개해 치료하면 65%가 치루로 발전하기 때문이다. 그러나 항문주위농양에서 내구가 확실히 발견되면 처음부터 근치수술을 진행해 치루로 발전되는 것을 막을 수 있다. 단, 급성기에는 내구를 발견하기 어렵고 조직이 흐물흐물해서 항문주위농양 수술은 2단계 수술, 즉 1단계에서는 절개 배농술만, 2단계에서 치루 근본 수술을 하는 것이 일반적이다.

두 번째 수술에서 확실히 내구를 밝혀 수술하면 더 이상 재발하

는 일은 없다. 하지만 수술을 한 번 더 하는 것은 번거롭기 때문에
필자는 되도록 1단계로 근치수술을 하는 것을 원칙으로 한다.

치핵,
넌 누구냐?

컴퓨터 프로그래머인 K씨. 일의 특성상 하루 종일 앉아서 일을 한다. 그동안 건강에는 자신만만했었는데, 1년 전부터 배변 시 가끔 출혈이 있고 항문조직이 밖으로 빠져 나왔다가 배변 후 들어가는 일이 반복되었다. 혹시나 하는 마음에 병원을 찾아 진찰을 받았더니 '치핵'이라는 진단을 받았다.

오늘도 늦게까지 공부해야 하는 L양. 고3 수험생이라 밤늦게까지 오랜 시간 책상에 앉아 공부한다. 그런데 요즘 들어 항문 부위가 뻐근해지면서 밤알만 한 것이 만져졌다. 통증이 점점 심해지더니 이젠 손을 대면 너무 아파 공부하는 데 정신을 집중할 수가 없다. 불안해진 L양은 대장항문병원 홈페이지에 들어가 자신의 증상을 찾았고, '혈전성 외치핵'임을 알았다. L양은 대장항문외과에 가서 치료를 받고 호전되었다.

치핵이란 무엇인가?

평상시에 닫혀 있는 항문은 배변할 때 최대 4cm까지 벌어진다. 이때 대변이 부드럽게 나오도록 충격을 흡수해주는 조직이 있는데, 이를 '항문쿠션조직'이라고 한다. 다른 말로 치핵(치질)조직이다.

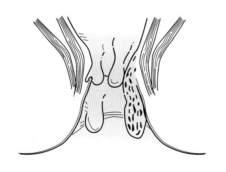

▶ 치핵

이 조직에는 혈관이 풍부하게 있어 과거에는 정맥류 조직으로 생각했으나, 최근 항문 괄약을 유지해주는 정상조직으로 밝혀졌다.

이 쿠션조직이 늘어나면서 항문 밖으로 밀려 내려오면 병적인 상태^{Hemorrhoidal Disease}가 되는데, 이를 가르켜 일반인들은 '치질'이라고 부른다. 의학적으로는 치핵이라고 한다. 치핵 자체는 정상조직이다. 다만 증상이 있을 때 즉, 출혈이나 탈출이 있을 때 치료해야 한다.

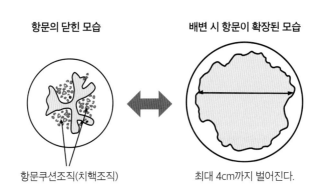

항문의 닫힌 모습

배변 시 항문이 확장된 모습

항문쿠션조직(치핵조직)

최대 4cm까지 벌어진다.

▶ **배변 시 항문의 확장**

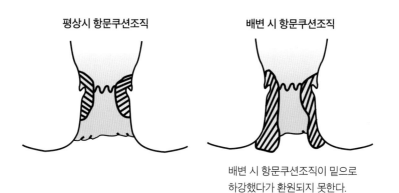

평상시 항문쿠션조직

배변 시 항문쿠션조직

배변 시 항문쿠션조직이 밑으로
하강했다가 환원되지 못한다.

▶ **항문쿠션조직의 변화**

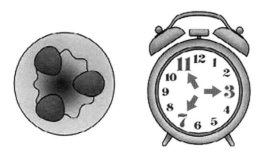

항문 주위를 시계처럼 볼 때 3시, 7시, 11시 방향에 치핵이 잘 생긴다.

▶ **치핵이 잘 생기는 방향**

치핵은 왜 생길까?(치핵의 병인론)

'치핵이 왜 생기는가?'에 대한 의문은 오랜 세월 동안 의사들이 고민해온 화두 중 하나다.

정맥류설

고대부터 시작해 최근에 이르기까지 치핵의 병인론을 지배한 이론은 '정맥류설'이다. 이 학설은 히포크라테스 시대부터 꾸준히 제기되어 왔다. 치핵조직을 비정상적인 정맥류조직으로 생각했기 때문에 치핵 절제술은 치핵조직을 되도록 많이 제거해야 치핵이 완치된다고 생각해 왔다.

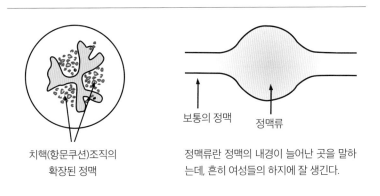

치핵(항문쿠션)조직의
확장된 정맥

정맥류란 정맥의 내경이 늘어난 곳을 말하는데, 흔히 여성들의 하지에 잘 생긴다.

보통의 정맥   정맥류

▶ 정맥류

항문쿠션 하강설

치핵 병인론의 또 다른 가장 유력한 설은 '항문쿠션 하강설'이다. 치핵의 원인이 정맥류가 생겨서 발생한다는 정맥류설이 지배하던 때 영국 세인트막 병원의 톰슨Thomson 박사가 이 학설에 의문을 품기 시작했다. 그는 정상 항문을 조사하기 시작했고, 이러한 시도는 치핵의 병인론에 새로운 장이 열리는 전환점이 되었다. 다른 질환으로 사망한 사람의 부검 시 절제된, 치핵 증상이 없는 정상 항문 검체 95건과 직장암으로 항문을 절제한 항문 표본 25건을 연구한 결과, 정상적인 사람의 항문에도 정맥이 확장되어 있

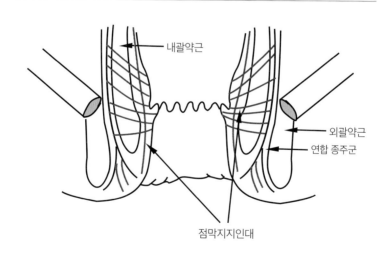

내괄약근

외괄약근
연합 종주군

점막지지인대

▶ **항문의 점막지지인대**

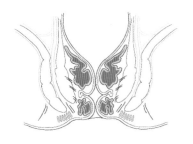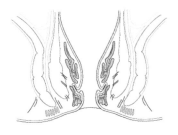

평상시(저압)	배변 시(고압)
평상시 항문조직은 괄약근이 이완되어도 확장된 혈관에 혈액이 차서 항문을 닫아 놓는다.	배변 시에는 혈관에서 혈액이 빠져나가 항문이 열린다.

▶ 항문이 벌어지는 메커니즘

다는 사실을 발견했다. 이 말은 곧 확장된 정맥은 정상조직이라는 의미다. 평상시 낮은 항문압에서는 확장된 정맥에 혈액이 차면서 부풀어 올라 항문관을 막아준다. 즉 항문 괄약 역할을 하면서 항문관에 미칠 충격을 완화시켜주는 쿠션 역할을 하는 조직임이 밝혀졌다.

이 연구 결과를 바탕으로 톰슨은 1975년, 치핵은 항문쿠션조직이 항문 밖으로 내려온 뒤 항문 안으로 환원되지 못하면서 생긴다는 사실을 발표했다. 이것이 바로 '항문쿠션 하강설'이다. 이 학설이 발표되자 처음에는 많은 의사들이 의문을 품었지만 최근에

와서는 정설로 굳어졌다. 그러나 아직도 많은 대장항문외과 의사들은 예전의 정맥류설에 근거한 치핵수술에 의거해 정상조직인 치핵조직을 필요 이상으로 많이 절제하고 있다.

내치핵과 외치핵

치핵은 생기는 부위에 따라 치상선 안쪽에 생기면 '내치핵(암치질)', 그 바깥쪽에 생기면 '외치핵(수치질)'이라고 한다.

항문관에서 직장의 점막과 항문의 피부가 만나는 곳을 '치상선'이라 한다. 치상선은 대장의 자율신경과 피부의 지각신경(체신경)이 만나는 곳이다. 치핵이 치상선을 경계로 어디에서 발병하는가에 따라 증상이 다르게 나타난다.

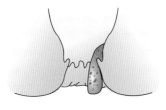

내치핵

치상선 위의 항문조직이 밑으로
빠진 것이다.

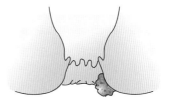

외치핵

치상선 밑의 조직이 부풀거나
빠진 것이다.

▶ **내치핵과 외치핵**

내치핵과 외치핵의 발병 비율을 보면, 내치핵이 거의 90% 이상
을 차지할 정도로 압도적으로 많다. 내치핵은 치상선 안쪽, 즉 자
율신경 부위에서 생기기 때문에 통증이 거의 없는 편이며, 질환
의 심한 정도에 따라 1도에서 4도까지 4단계로 나뉜다. 반면 외
치핵은 치상선 바깥쪽, 즉 감각이 예민한 지각신경 부위에 생기
므로 통증이 심한 편이다.

치핵을 오래 두면 암으로 발전하지 않을까 걱정하는 환자들을
자주 보게 된다. 치핵이 심하다고 해서 암으로 발전할 확률은 거
의 없다. 어떤 이들은 암치질의 '암'자를 두고 암(癌)을 연상하는
데, 여기에서의 암치질은 내치핵을 말하며 '암, 수' 할 때 암자를

뜻하는 것이지 결코 악성종양을 의미하는 것이 아니다.

간혹 항문암이나 직장암을 단순한 치책으로 오인해서 치료 시기를 놓치는 경우를 본 적이 있다. 따라서 항문 출혈이 계속되면 반드시 전문의를 찾아가 정밀검진을 받아야 한다.

내치핵

내치핵은 평상시에는 괜찮다가 용변만 보고 나면 치핵 덩어리가 항문 밖으로 탈출하는 증상을 말한다. 탈출 정도에 따라 4단계로 나뉜다.

1도 내치핵(무통의 출혈성 치핵)

배변 시 출혈은 있지만 치핵이 탈출하지는 않는다. 정도가 가장 가벼운 초기 내치핵으로, 배변할 때 출혈만 있을 뿐 치핵이 항문 밖으로 빠져나오거나 통증은 없다.

1도 내치핵의 경우 약물요법이나 온수 좌욕, 또는 식이요법 등 보존요법으로 치료가 가능하다.

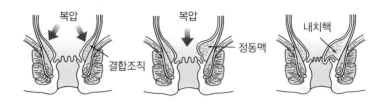

▶ 내치핵의 발생

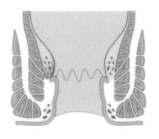

▶ 1도 내치핵

2도 내치핵(배변할 때마다 빠지는 치핵)

1도에서 조금 더 진행된 경우로, 배변 시 치핵 덩어리가 항문 밖으로 빠져나왔다가 용변이 끝나면 저절로 항문 속 원래의 위치로 되돌아간다.

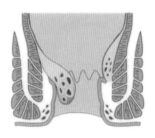

▶ **2도 내치핵**

2도 내치핵일 경우 역시 출혈이 있는 경우가 많다. 간혹 아주 피곤하거나 음주 후에는 탈출한 치핵 덩어리가 저절로 들어가지 않아 손으로 밀어 넣어야 하는 3도 내치핵의 증상을 보일 수도 있다. 1도일 때와 마찬가지로 출혈이 지속되거나 배변을 했는데도 잔변감이 느껴지면 전문의를 찾아야 한다. 간혹 직장암일 때도 같은 증상이 나타나기 때문이다.

2도 내치핵은 보존요법이나 비수술적 요법으로 치료한다. 약물, 좌욕 등 보존적 요법으로 대부분 치료가 되며 고무링 결찰법, 경화제 주사요법이나 고주파 치료법을 이용하기도 한다.

3도 내치핵(손으로 밀어 넣어야만 들어가는 말기 치핵)

배변 후 빠져나온 치핵 덩어리를 손으로 밀어 넣어야만 들어가는

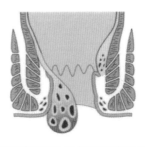

▶ 3도 내치핵

치핵이다. 용변을 볼 때뿐 아니라 일상생활에서 쪼그리고 앉거나 골프처럼 항문에 조금이라도 힘을 주는 운동을 하면 치핵 덩어리가 때와 장소를 가리지 않고 무심코 빠져나온다. 곤욕스럽기가 이루 말할 수 없다. 치핵 덩어리는 1개만 나올 수도 있지만, 대개 2~3개가 한꺼번에 빠져나온다. 대부분 출혈이 동반되고, 항문에 불쾌감이 든다. 치핵이 항문 밖으로 빠져나와 있으면 그곳에서 나오는 분비물로 속옷이 더러워지기도 한다.

빠져나온 치핵 덩어리는 젤리, 항문 연고, 바셀린 등 윤활액을 바른 후 손으로 밀어 넣으면 별 무리 없이 들어간다. 내치핵이 3도 정도에 이르면 재발률이 높은 비수술적 치료보다는 병원에서 정확한 진단을 받은 후 수술로 치핵을 절제하는 것이 가장 안전하며 근본적으로 완치할 수 있다.

4도 내치핵(말기치핵, 감돈치핵)

용변을 볼 때뿐 아니라 평상시에도 치핵 덩어리가 늘 항문 밖으로 빠져나와 있으며, 손으로 밀어 넣어도 들어가지 않는 상태의 치핵이다. 겉에서 보면 마치 국화빵이 항문에 붙어있는 듯 항문 전체가 벌겋게 뒤집혀 있는 모습을 하고 있다.

이 지경이 되면 아무리 윤활액을 발라서 손으로 밀어 넣어도 치핵 덩어리가 잘 들어가지 않으며, 억지로 집어넣더라도 재차 다시 빠져나온다. 게다가 탈출한 치핵 덩어리를 괄약근이 조이게 되면 혈액순환이 안 되어 치핵 덩어리가 더욱 부어오르는데 이런 상태를 '감돈상태'라 하고, 이 상태의 치핵을 '감돈치핵'이라고 한다. 출혈과 심한 통증은 물론 항문에서 콧물 같은 끈끈한 분비물이 나와 속옷을 하루에도 몇 번씩 갈아입어야 한다. 이 정도 상황

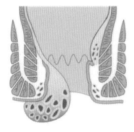 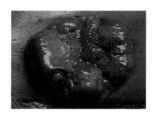

▶ 4도 내치핵(감돈치핵)

이 되면 통증이 심해 병원을 안 갈래야 안 갈 수가 없다. 치핵 때문에 응급실을 찾는 많은 경우가 바로 이 감돈치핵 때문이다.

이 단계의 치료 방법은 수술밖에 없다. 응급수술 시 조직이 부어 있고 흐물흐물하며 출혈이 심해 수술하기가 까다롭다. 과거에는 좌욕 등 보존적 요법으로 1~2주 정도 치료해 일단 부기를 뺀 다음 수술하는 경우도 있었다. 하지만 환자 입장에서는 부기가 빠질 때까지 아무 일도 못하고 기다려야 하므로 빨리 수술을 받는 게 유리하다.

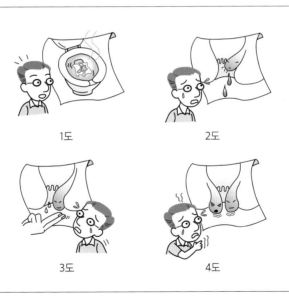

1도

2도

3도

4도

▶ 내치핵의 증상 진행

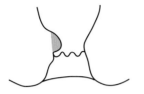

1도
통증은 없고 배변 시 출혈이 있다. 항문 밖으로 치핵이 탈출하지 않는다.

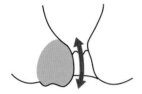

2도
배변 시 치핵이 탈출하는데, 저절로 원래의 위치로 되돌아간다.

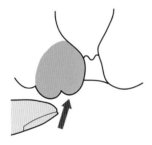

3도
배변 시 탈출한 치핵은 손가락으로 밀어 넣어야 들어간다.

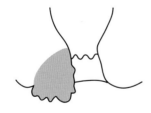

4도
탈출한 치핵은 단단해지고, 손가락으로 밀어 넣어도 들어가지 않는다. 또 치핵에서 점액이 분비된다.

▶ **내치핵 분류**

요즘은 수술기법이 무척 발달해 재발하지 않고 통증이 적으며 후유증이 없는 수술이 개발되어 빠른 시일 내에 회복이 가능하다. 특히 '거상 치질수술'처럼 원래의 항문 기능을 그대로 살릴 수 있는 수술기법도 있어 수술에 대해 겁먹을 필요가 없다(64쪽 '거상 치질수술' 참조).

외치핵

외치핵은 치상선 바깥쪽 항문상피에 생긴 치핵을 말한다. 전체 치핵 환자 중 5~10% 정도가 외치핵이다. 항문상피는 감각신경이 특히 예민한 곳이라 통증이 심한 것이 특징이다.

외치핵은 보통 혈전성 외치핵과 항문췌피(피부꼬리)로 나누어진다. 혈전성 외치핵이란 변비 등의 이유로 배변 시 무리하게 힘을 주면 치핵조직의 정맥이 파열되면서 혈액이 누출되고, 이것이 혈전을 형성하면서 생기는 것을 말한다.

혈전성 외치핵은 크기에 따라 다르지만, 작은 경우 보존 치료를 하면 가라앉는데 약 한, 두 달 정도 걸린다. 그래서 간단한 절개술로 혈종을 제거하기도 하며, 치료가 더 신속하게 된다. 하지만 크기가 큰 경우 입원해서 수술로 혈종을 제거해야 빨리 치료된다.

반면 항문췌피, 즉 피부꼬리는 치핵이 부기가 빠진 후 남은 잔해다. 이 경우도 병원에서 간단한 절제술을 하면 완치가 가능하다.

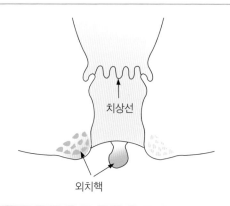

▶ **외치핵**

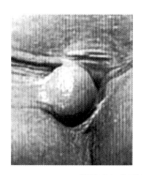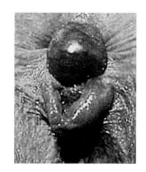

혈액이 누출된 후 응고되어 생긴다.

▶ **혈전성 외치핵**

일상생활에서 치핵을 유발하는 요인은?

치핵을 유발하거나 악화시키는 요인이 일상생활 속에 있다. 이 요인들을 미리 알고 조심하면 치핵 예방에 도움이 된다.

요인1 용변을 오래 보는 습관

화장실 변기에 오래 앉아 있으면 항문조직이 늘어나 하강하게 되면서 내치핵이 발생한다. 요즘에는 남녀노소 가리지 않고 습관처럼 핸드폰을 들고 화장실에 가 20~30분씩 앉아 있는 경우가 많다. 이러한 행동은 항문 점막지지인대가 늘어나 치핵을 유발한다.

용변은 3분 이내에 봐야 한다. 그러기 위해서는 아침 식사를 한 후 위·대장 반사운동을 이용해 배변하는 것이 가장 좋다. 아침에 기상하자마자 용변을 봐야 한다면 물을 한두 잔 마시고 위·대장 반사운동을 유발시켜 되도록 빨리 배변하도록 노력한다. 만약 5분이 지났는데도 변이 나오지 않는다면 과감하게 변기에서 일어나 다음을 기약해야 한다.

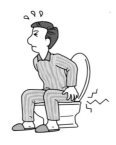

용변을 오래 보면 하강된 항문쿠션조직이 제자리로 환원이 안 되어 치핵이 잘 생긴다.

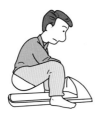

재래식 변기에 쪼그려 앉는 자세는 치핵을 더 악화시킨다. 치핵 예방에는 양변기가 좋다.

▶ **용변을 오래 보는 습관이 치핵을 부른다**

요인 2 습관적인 변비나 설사

치핵을 유발하는 주요 요인 중 하나다. 화장실에 오래 앉아 있어야 하기 때문에 치핵이 잘 생긴다.

요인 3 오랜 시간 같은 자세로 앉거나 서 있는 자세

장시간 고속도로를 질주해야 하는 운전사나 비행 관련 종사자뿐아니라 컴퓨터 관련 직업을 가진 사람들이 이에 해당된다. 낚시를 하거나 카드놀이 등 오래 앉아 있거나 긴 시간 등산하는 행동은 항문에 부담을 주어 치핵이 생기기 쉽다.

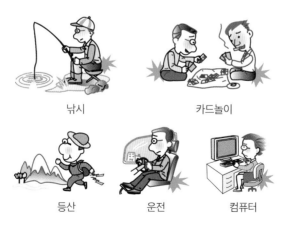

낚시 　　　　　 카드놀이

등산 　　　 운전 　　　 컴퓨터

▶ **치핵을 유발하는 자세**

요인 4 치핵을 유발하는 운동

적당한 스포츠는 체력을 증진시키고 전신의 혈행을 좋게 만들어 치질 예방에 좋다. 단, 치핵 환자가 삼가야 할 운동이 있다. 자전거나 승마, 골프, 씨름, 역도 등 용변을 보는 것처럼 항문이 빠지기 쉬운 자세나 하복부에 힘을 주어야 하는 운동은 삼가야 한다.

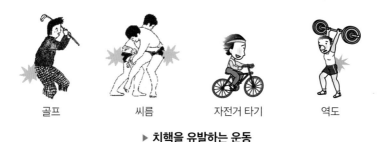

| 골프 | 씨름 | 자전거 타기 | 역도 |

▶ **치핵을 유발하는 운동**

요인 5 여성의 임신

임신을 하면 프로게스테론의 영향으로 변비가 생기고, 커진 자궁이 항문조직을 아래쪽으로 눌러 항문이 빠지기 쉽다. 또 자궁이 커지면서 복부의 정맥이 눌려 항문의 혈액순환이 제대로 안 되면서 치핵이 악화되기도 한다. 출산할 때는 배에 힘을 많이 주어 복압이 올라가 항문조직이 빠져 치핵이 생기기 쉽다.

요인 6 지나친 음주 행위나 자극적인 향신료

술은 일시적 장염을 일으켜 설사를 유발할 뿐 아니라 염증을 악화시켜 치핵을 가중시킨다.

요인 7 유전

점막지지인대가 선천적으로 약해 항문쿠션조직이 늘어지기 쉬운 체질은 치핵이 잘 생긴다. 항문 괄약근이 보통 사람보다 꽉 조여지는 경우에도 용변 시 힘을 과도하게 주게 되므로 치핵이 더 잘 생긴다.

요인 8 저섬유식이 습관

육류를 위주로 한 저섬유 식사를 하면 치질은 악화된다.

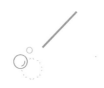

치핵 치료법

치핵 환자 중 실제로 병원에서 수술하는 경우는 30%에도 채 미치지 못한다. 즉 나머지 70% 이상은 수술 없이 치질을 치료할 수 있다는 뜻이다. 어느 질환이나 다 마찬가지지만 수술은 최후의 방법이다. 자신의 항문에 조금이라도 이상 증세가 보이면 바로 전문의를 찾아가 진찰을 받아야 한다. 치핵 치료도 환자의 결단이 빠르면 빠를수록 쉽고 간단하다.

보통 치핵 치료는 보존적 치료와 외과적 치료로 나뉜다. 그리고 외과적 치료는 다시 비수술 치료와 수술 치료로 나누어진다.

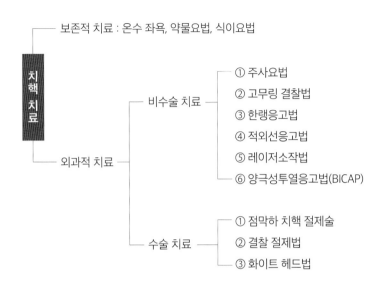

분류	치료법
내치핵 1도	보존 치료
내치핵 2도	결찰법, 주사법, 보존 치료
내치핵 3도	수술
내치핵 4도	수술
감돈치핵	수술
외치핵 경증	보존 치료
외치핵 중증	수술

보존적 치료

．
．
．
．

1도, 2도의 초기 내치핵이나 가벼운 외치핵은 보존적 치료만으로도 증상이 많이 좋아진다. 하지만 보존적 치료의 진정한 의미는 생활습관의 개선을 통해 치핵의 증세를 호전시키는 데 있다. 따라서 이는 증상의 경중이나 수술 여부와 상관없이 항문의 건강을 위해 반드시 해야 하는 기본적 치료다. 보존적 치료에는 온수 좌욕, 약물치료, 식이요법, 배변습관의 개선 등이 있다.

온수 좌욕

치핵이 없는 사람이 좌욕을 하면 치핵 예방에 도움이 된다. 하지만 치핵이 있는 사람이 좌욕을 하면 항문조직이 빠지고 붓기 때문에 오히려 역효과가 난다. 최근에는 치핵 환자에게는 좌욕을 하지 말라고 하고 있다. 좌욕을 하더라도 1분 정도로 짧게 하라고 권하고 있으며, 그 대신 비데나 샤워기를 이용하여 가볍게 항문을 세정하라고 권하고 있다.

약물요법

치핵 초기는 약물요법 등 보존적 치료로 완치가 거의 가능하다. 수술해야 할 중증의 치핵 환자 역시 약물요법을 하면 증세가 많이 호전되기도 한다. 하지만 약은 잘못 사용하면 부작용이 있을 수 있으므로 반드시 의사의 처방을 받아 사용해야 한다. 특히 치질 연고 중에는 스테로이드 성분이 함유된 것이 많아 주의해야 하며, 장기간 사용할 때는 스테로이드 성분이 없는 연고를 사용해야 한다.

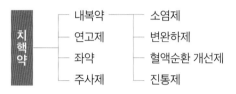

치핵약의 효능	
내복약	연고, 좌약
혈액순환 개선제	염증 억제
염증 억제	통증 경감
변완하제	상처 치유
통증 경감	감염 방지
출혈 억제	가려움증 치유

식이요법(고섬유식)

1972년 버키트라는 의사는 식물성 섬유질이 많은 식사를 하면 치핵뿐 아니라 변비나 대장암도 적게 발생한다고 발표했다. 고섬유식을 하면 섬유소가 수분을 충분히 흡수해 대변이 부드러워지고 대변의 양을 많게 만들어 변비를 없애주며, 배변이 원활해져 배변 시 힘을 덜 주게 되므로 치핵이 적게 발생한다고 말했다.

식물성 섬유질이 많은 식품은 현미·보리와 같은 곡류, 감자·고구마류, 콩, 미역·김 등의 해조류, 배추·무와 같은 채소류, 과실류, 버섯류 등이다. 결론적으로 고섬유식은 치핵을 예방할 뿐 아니라 치료에도 효과가 탁월하다.

비수술 치료

고무링 결찰법

치핵의 외과적 치료법 중 비수술 치료로 가장 많이 사용되는 방법이다. 늘어진 치핵을 고무링으로 꽉 조여 묶어 혈액이 통하지 않게 차단하면 치핵조직이 괴사되어 떨어져 나가는 원리다. 1도, 2도 내치핵을 치료할 때 사용하며 치핵조직이 떨어져 나가는 데

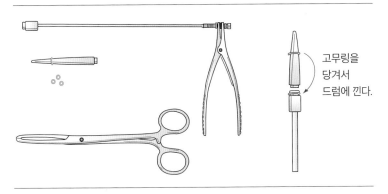

고무링을
당겨서
드럼에 낀다.

▶ 고무링 결찰기

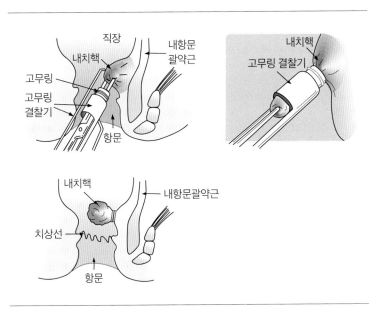

▶ 고무링 결찰기법

걸리는 시간은 보통 1~2주 정도다. 이때 괴사된 치핵은 고무링과 함께 변에 섞여 배출된다. 시술이 간단해 입원하지 않고 치료할 수 있다. 통증이 별로 심하지 않다는 장점이 있다.

하지만 고무링 결찰법은 여러 가지 한계가 있는 치료법이다. 우선, 결찰기의 원통은 직경 1cm로, 이보다 큰 치핵은 원통 안으로 끌어들일 수 없어 사용이 불가능하다. 즉 2도나 초기 3도 치핵은 이 시술이 가능하나 중간 크기 정도의 3도, 4도 내치핵에는 사용할 수 없다.

반대로 출혈성 1도 치핵처럼 묶을 수 있는 정도의 크기가 안 되는 작은 치핵은 사용할 수 없다. 뿐만 아니라 외치핵에도 적용할 수 없다. 치상선 아래에 생긴 외치핵에 적용하면 통증이 크기 때문이다.

경화제 주사요법

내치핵이 진행되면서 출혈이 반복되는 경우 사용하는 방법이다. 내치핵에 혈액을 공급하는 동맥 부근에 경화제를 주사해 치핵이 단단해지도록 굳게 만드는 시술이다. 주로 사용하는 경화제에는 페놀 아몬드 오일, 중국에서 주목 받고 있는 소치령, 일본에서 소치령을 개량해 만든 지온 등이 있다. 주사는 주로 치상선 상방 직장점막에 놓기 때문에 통증이 거의 없으며, 시술 시간도 짧다.

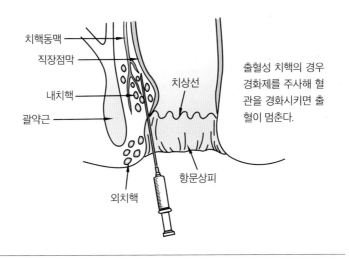

치핵동맥
직장점막
내치핵
괄약근
치상선
출혈성 치핵의 경우 경화제를 주사해 혈관을 경화시키면 출혈이 멈춘다.
항문상피
외치핵

▶ **경화제 주사요법**

주로 1도, 2도 출혈성 내치핵에만 사용하며 외치핵, 혈전성 외치핵, 치루, 항문주위농양, 치열 등에는 사용할 수 없다.

레이저 치료법

의료계에서는 수술할 때 메스 대신 사용하거나 환부에 직접 쏘아 종양 등을 소각시킨다. 레이저를 이용하는 치핵의 치료 방법은 크게 두 가지로 나눌 수 있다.

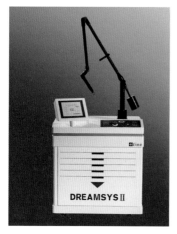
작은 치핵은 레이저를 이용해 소각하거나 칼 대신 레이저를 이용해 절개할 수 있다.

- 레이저로 치핵을 태워 기화(Vaporization)시키는 방법
- 칼 대신 레이저를 사용해 조직을 자르는 방법

작은 크기의 치핵은 레이저로 치핵을 태우는 방법으로 치료가 가능하나 3도, 4도 내치핵처럼 큰 치핵은 레이저로 조직을 자르는 방법을 사용해야 한다. 미국대장항문병학회와 대한대장항문학회에서는 레이저 수술이 기존 수술에 비해 장점이 없다고 발표했다.

PPH법(원형 봉합기를 이용한 치핵 치료법)

PPH법은 이탈리아의 롱고 교수가 고안한 치료법으로, 그림과 같이 원형 봉합기(Circular Stapler)를 이용해 항문관 상부의 점막과 점

막하조직을 동그랗게 절제한 뒤 문합하는 방법이다. 처치 후 통증이 적고, 회복이 빠르다는 장점이 있다.

치핵 부위를 절제하지 않고도 PPH법으로 치료되는 이유가 과거에는 치핵 부위로 내려오는 혈관을 차단하기 때문이라고 여겼으나, 이보다는 항문관 상부에서 여분의 점막을 잘라주어 하강되었던 항문관을 윗방향으로 끌어올리는 거상작용 때문인 것으로 나타나고 있다.

한편 이 치료법은 치핵을 위쪽으로 거상시키는 것만으로는 치료가 되지 않는 외치핵 성분이 강한 치핵에는 치핵절제술로 보강해야 한다.

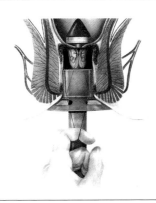

▶ **원형 봉합기를 이용한 치핵 치료**

수술 치료

3도, 4도 내치핵과 중증의 외치핵은 수술을 해야 한다. 수술 치료에는 거상 치질수술, 결찰 절제법, 화이트 헤드법이 있다.

거상 치질수술

이 수술법의 원형인 점막하 치핵 절제술은 1956년 영국 세인트막 병원의 팍스경에 의해 발표되었다. 점막의 대부분을 보존하는 수술법이다. 수술 후 항문이 좁아지거나 2차 출혈 등의 합병증이 적지만, 점막 아래로 치핵조직을 박리해야 하기 때문에 수술술기가 까다롭고 시간이 오래 걸린다.

이 수술은 항문조직을 되도록 많이 남긴다는 면에서 아주 합리적이다. 필자는 이 점막하 절제술 개념에 하강한 항문조직을 원래의 위치로 교정해주는 '거상 고정'이란 개념을 이 수술법에 첨가했다.

• 항문조직을 왜 거상시켜야 하나?

치핵은 항문관 아래쪽으로 탈출한 조직을 치료하는 것이 가장 중요하다. 따라서 치핵수술 역시 X축, Y축 면의 처치도 염두에 두어야 하지만 무엇보다 가장 중요한 것은 Z축(종축)을 줄여야 한다.

뒤의 그림에서 보는 바와 같이 치핵은 X, Y 평면에서 쿠션조직이 비정상적으로 부풀면서 종축(Z축)이 늘어나 탈출한 것이다. 치핵의 진정한 원인은 X, Y 평면의 쿠션조직이 부풀어 오른 현상보다 Z축이 늘어났다는 사실에서 찾을 수 있다. 따라서 치핵수술은 Z축의 단축, 즉 '항문을 끌어올리는 것'이 가장 중요하다. 이를 바탕으로 필자는 '거상 고정'의 개념을 고안했으며 그림과 같이 X, Y, Z축 절제를 수술에 도입했다.

　'거상 치질수술'은 점막을 최대한 적게 절제하고, 치핵조직 역시 가능한 한 적게 떼어내며, 항문 밖으로 빠져나온 치핵을 원래의 위치로 환원시켜 고정해주는 수술법이다. 이 방법을 사용하면 항문쿠션조직을 보존할 수 있고 항문협착을 막을 수 있으며, 자연 그대로의 항문을 되살릴 수 있다.

　필자가 고안한 이 치핵 수술법의 원리는 정상조직으로 밝혀진 항문조직과 기능을 최대한 보존한다는 면에서 타당성이 높다고 생각한다.

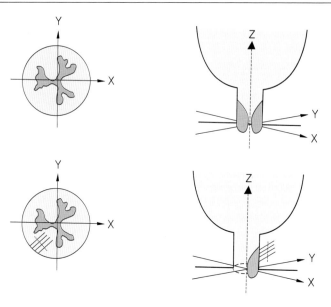

점막지지인대의 파괴로 치핵조직이
X, Y 평면에서 부풀었다.

치핵조직이 Z축에서 밀려 나온다.

▶ **X, Y, Z 평면에서의 치핵**

거상 치질수술의 세 가지 원칙

1. 점막하 항문상피는 최대한 보존한다.

2. 치핵조직은 가능한 한 적게 절제한다.

3. 쿠션조직의 하강축인 종축(Z축)을 줄여준다.

• 거상 치질수술의 실제

① 피부 절개

치핵조직이 시작되는 부위에서 절개를 시작하며, 절개 폭은 보통 2~3mm 정도로 좁게 설정한다.

② 한쪽 점막 박리

보통 결찰 절제법에서는 박리의 방향이 항문 바깥쪽에서 안쪽으로 향하는데, 이 방법은 옆 방향으로 박리한 후 그 반대측을 같은 방법으로 박리한다.

③ 치핵조직 절제

양측을 박리해 분리한 치핵조직을 전기 소작기를 사용해 치핵부터 꼭대기 부위까지 20~30% 정도 떼어내듯이 절제한다.

④ 치핵 근부 결찰

치핵 근간을 한번에 7~8mm씩 위쪽으로 천관결찰을 2~3회 시행해 종축을 1~3cm 정도 거상해 고정시킨다.

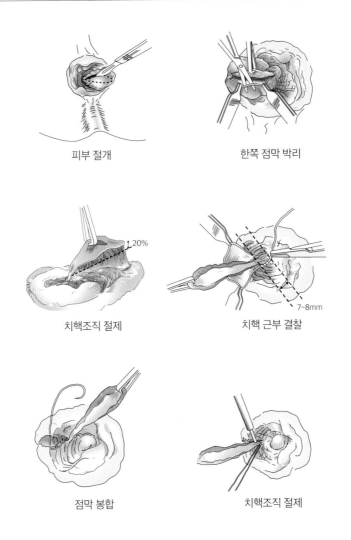

피부 절개

한쪽 점막 박리

치핵조직 절제

20%

치핵 근부 결찰

7~8mm

점막 봉합

치핵조직 절제

▶ 거상 치질수술 과정

⑤ 점막 봉합

마지막으로 치핵 근간을 천관결찰한 장사로 점막과 피부까지 연속 봉합한다.

⑥ 치핵 근부 절제

천관결찰한 곳보다 약 2~3mm 위에서 전기 메스로 치핵 근간을 자른다. 다른 치핵조직도 같은 방법으로 절제한다.

결찰 절제법

가장 많이 시행되고 있는 수술법이다. 치핵과 그 주변의 피부를 함께 박리해 한꺼번에 그 근부를 실로 결찰한 후 절제하는 방법이다. 과거에는 수술창을 흔히 개방해 놓았으나 요즘은 반은 봉합하고 반은 개방하는 반폐쇄식 방법을 많이 사용하고 있다. 영국에서는 주로 개방식을 선호하고 일본에서는 반폐쇄식을 그리고 미국에서는 폐쇄식 치핵 절제술을 시술하는 경향을 보인다.

결찰 절제법은 수술수기가 쉽고 수술 시간이 짧다는 장점이 있는 반면, 항문이 좁아지는 항문협착의 빈도가 높고 수술 후 2차 출혈의 빈도도 높은 편이다. 따라서 이와 같은 부작용을 줄이기 위해서는 최대한 점막을 적게 절제해야 한다. 개방식은 수술 후 완전히 치유되려면 2개월, 폐쇄식은 1개월 정도의 시간이 소요된다.

	거상 치질수술	결찰 절제법
절제 범위	떼어낼 조직 점막 아래에서 치핵조직만 발라내듯 절제한 후 상피는 다시 봉합한다.	떼어낼 조직 점선을 따라 잘라낸다.
피부 절개의 폭	좁다.	넓다.
수술 원리	치핵조직을 적게 절제한 후 하강한 항문조직을 위쪽으로 끌어올려서 고정.	치핵조직을 광범위하게 절제.

▶ **치핵 수술법 비교**

화이트 헤드법

1882년에 화이트 헤드가 고안해 발표한 수술법으로, 치핵이 생길 수 있는 모든 부위를 제거하는 아주 광범위한 근치수술이다. 30~40년 전만 하더라도 많은 외과의사가 모든 탈출성 치핵에 이 수술법을 적용할 만큼 일세를 풍미했던 수술법이다.

하지만 지나치게 광범위한 범위를 절제하다 보니 많은 부작용과 후유증을 동반해 최근에는 거의 시행하지 않는 술식이다.

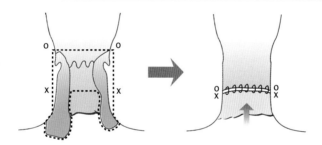

치핵을 포함해 항문관상피와 점막을 원통형으로 전부 절제하고 직장과 피부(O와 X)를 봉합한다.

▶ **화이트 헤드법**

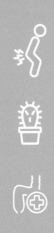

항문주위농양과 치루

프랑스 외과의 역사를 바꾼
'태양왕'의 치질

르네상스 시대부터 의사는 전문적인 교육을 받은 직업으로 인정받기 시작했다. 그러나 이것은 내과의사에 국한되었고, 외과의사는 여전히 이발사와 직업적으로 차별성을 갖지 못할 정도로 낮은 지위였다. 그러나 한 사람의 항문이 프랑스 외과의사의 지위를 올려놓았다.

'태양왕' 루이 14세. 그는 치루로 고생한 역사적 인물 중 하나로 알려져 있다. 프랑스의 문화와 예술을 발전시키는 데 큰 기여를 한 루이 14세가 비데를 본격적으로 사용했다는 기록이 남아 있다. 왕 본인이 치루로 고생을 했으니 비데와 같은 기구의 필요성이 남달랐을 것이다. 루이 14세는 대변을 볼 때마다 통증을 느꼈는데 이를 완화하는 방법으로 관장을 많이 했다. 그로 인해 관장은 귀족들 사이에서 유행처럼 행해졌다.

하지만 점점 증상이 심해져 검사를 진행한 결과, 루이 14세의 항문에서 혹이 발견되었다. 연고를 바르고 관장을 했지만 어느 내과의사도, 약제사도 루이 14세의 병을 고치지 못했다. 그때 외과의사 샤를르 프랑소와 펠리가 루이 14세의 항문을 진찰하게 되었다. 샤를르 프랑소와 펠리는 치루라고 진단을 내리고 6개월 안에 제거할 수 있다고 자신했다.

1668년 11월 18일, 샤를르 프랑소와 펠리는 베르사유에 많은 사람을 모아놓고 수술을 집도했다. 3차에 걸친 수술로 루이 14세의 치루는 완치된 듯 보였다. 이를 기뻐한 루이 14세는 샤를르 프랑소와 펠리에게 많은 포상을 내리고 1668년을 '치질의 해'로 선포했다. 왕의 치루수술이 성공적으로 끝난 것을 계기로 외과의사의 지위는 높아졌고, 1731년 왕립외과학회가 설립됐다.

수술의 성공 여부를 떠나 '태양왕'의 치질 덕분에 외과의사의 위상이 높아진 점은 프랑스 외과의사들이 펠리에게 두고두고 감사해야 할 일이다.

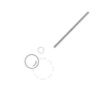

항문주위농양

항문주위농양은 항문과 직장 주위의 조직에 염증이 생겨 곪은 것을 말한다. 이 상태에서 염증이 계속 진행되어 고름이 터져 나오면서 누관이 생기는 질환이 바로 치루다. 즉 항문주위농양은 급성기 상태고, 치루는 만성기 상태다.

원인

사람의 눈에 눈물샘이 있어 눈물이 나오듯, 항문에도 치상선 부근에 항문샘이 6~8개 있어 배변 시 윤활액이 나와 대변이 부드럽

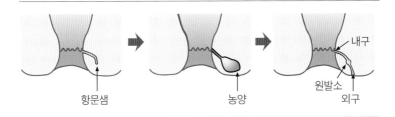

▶ 항문주위농양과 치루가 되는 과정

게 나오도록 도와준다. 이 항문샘이 대장균이나 혐기성균에 감염
되어 곪은 뒤 주위 조직으로 확산되면 항문주위농양이 된다.

증상

항문 주위가 벌겋게 붓고, 의자에 앉을 수 없을 정도로 통증이 심
하다. 그렇다고 똑바로 서 있을 수도 없어 엉거주춤하게 걷게 된
다. 몸살이 난 것처럼 열이 나며 항문뿐 아니라 온몸이 쑤시기도
한다. 심할 경우 고름이 저절로 터져 나오기도 한다.

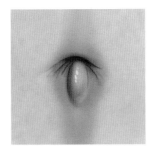

▶ 항문주위농양

진단

앞의 증상이 나타나면 쉽게 진단할 수 있다. 항문에 손가락을 넣어 만지면 부은 것을 느낄 수 있다. 고름의 양이 적어 진단이 의심스러울 때는 주사기로 고름을 뽑아보기도 한다. 이때 혈액으로 백혈구 검사를 하면 백혈구 수치가 몹시 올라가 있다.

치료

메스로 절개해 신속하게 고름을 빼야 한다. 오래 놔둘수록 고름이 주위 조직으로 퍼져 단순형이었던 것이 복잡형이 되기 때문에 서둘러 수술해야 한다. 수술하지 않고 약으로 치료하면 안 되냐고 묻는 환자도 있지만, 항생제는 거의 효과가 없다. 수술 후에 보조적으로 사용할 뿐이다.

절개술을 할 경우 65% 정도 치루로 발전한다. 그러므로 항문주위농양이 시작된 내구가 확실히 발견되면 치루가 되지 않도록 처음부터 치루 근치수술을 하기도 한다. 그러나 급성기에는 내구를 발견하기 어렵고, 조직이 흐물흐물해 상처가 커지기 쉬워 우선 배농수술만 하고, 치루수술은 후에 하는 2단계 수술을 진행한다. 이것이 일반적인 치료법이다.

치루

곧 결혼을 앞둔 H씨는 1년 전에 항문 주위가 붓고 아파서 고생한 적이 있다. 아픈 부위가 터지면서 고름이 나왔는데 그 후에 다시 아프지 않고 괜찮아져서 별로 대수롭지 않게 여기고 치료도 하지 않은 채 지냈다.

그러나 얼마 후 전에 터졌던 부위에 아주 작은 돌기가 생기더니 고름 비슷한 진물이 종종 흘렀다. 별다른 통증이 없어 그대로 지내려 했지만, 속옷이 진물로 계속 더러워져 불쾌한 기분이 지속됐다. 마지못해 병원을 찾은 H씨의 병명은 '치루'. 치료를 위해 꼭 수술을 해야 한다는 전문의의 말에 H씨는 당장 수술 날짜를 정하고 집으로 돌아왔다.

치루는 치핵 다음으로 잘 생기는 3대 항문질환 중 하나이며, 치료가 까다롭고 재발이 잘 되는 질환이다. 치루는 항문관의 내구와 연결되어 있는 후천적으로 형성된 누관을 말한다. 보통 항문 주위의 고름이 빠지면서 누관을 형성해 치루가 된다.

치루의 원인

배변 시 윤활액이 나오는 항문샘이 감염되어 항문주위농양이 되고, 농양이 터지면서 대부분 치루가 생긴다. 항문주위농양이 터지면서 저절로 배농되거나, 수술로 배농만 한 경우 후에 65% 정도 치루가 형성된다.

치루는 항문샘에서 시작된 염증이 어떤 경로로 진행하는가에 따라 보통 4가지로 구분한다. 항문의 치상선에는 주머니 모양의 항문소와가 있다. 항문소와 2개 중 1개꼴로 항문샘이 뚫려 있는데, 이곳으로 대변 덩어리 등이 침입하면 항문샘이 감염된다. 이 감염된 항문샘이 열려 있는 곳을 '치루의 내구'라고 한다.

항문샘관을 통해 항문의 내괄약근과 외괄약근 사이에 있는 항문샘에 염증이 생기면 고름이 잡히고 딱딱해진다. 이 두 괄약근 사이의 넓어진 공간을 '원발소'라고 하며, 이곳을 제거해야 치루의 재발을 막을 수 있다. 원발소에서 저항이 약한 곳으로 고름이 뚫고 나가는데, 그 방향에 따라 여러 종류의 치루가 된다. 이때 밖으로 고름이 뚫고 나온 곳을 '치루의 외구'라고 한다.

치루는 외견상 외구만 보이지만 항문관 안에 염증이 시작된 내구가 있다. 치루의 재발을 막기 위해서는 내구를 어떻게 처리하느냐가 무엇보다 중요하다. 내구를 찾기 위해 여러 가지 방법을 이용하는데, 의사의 숙련 정도에 따라 다르지만 내구를 찾지 못하는 경우도 평균 10~20% 정도 된다.

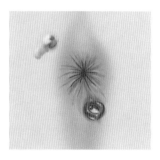

▶ 치루

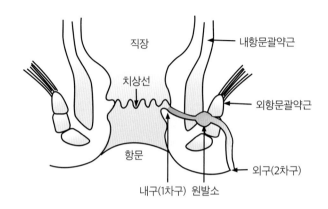

직장

내항문괄약근

치상선

외항문괄약근

항문

외구(2차구)

내구(1차구) 원발소

▶ **치루의 구조**

	특징
치루의 증상	• 외구가 존재하고 고름이 배출된다. • 외구 주위가 딱딱하고 통증이 있다.
치루의 진단 방법	• 수개월 또는 수년 전에 항문주위농양(고름집)이 형성되었던 과거력이 있다. • 시진 : 눈으로 볼 때 외구가 발견되거나 부어 있다. • 손가락 진찰 : 손가락에 글로브를 끼고 윤활액을 묻힌 후 항문관 안으로 넣으면 딱딱한 누관이 만져진다. • 항문경, 직장경 검사 • 항문 초음파 검사 : 농양과 치루관의 길을 알 수 있다. • 자기공명촬영(MRI) : 심부치루나 복잡치루에서 선별적으로 시행하면 도움이 된다.

특별한 치루

치루는 항문주위농양뿐 아니라 결핵, 크론병 등 다른 질환에 의해 발생하기도 한다. 발생 확률은 5% 정도로 적은 편이나 미리 알아둘 필요는 있다. 극히 드물지만 암으로 발전하는 치루와 분만하면서 생기는 치루에 대해서도 알아보자.

암으로 발전하는 치루

항문질환 중 암으로 발전하는 경우는 그리 흔치 않다. 하지만 치루는 10년 이상 방치하면 암으로 발전할 수 있다. 일단 암으로 판명되면 항문을 포함해 광범위한 절제수술을 해야 한다.

결핵성 치루

우리나라는 아직도 결핵 환자가 많으며, 치루 환자의 5~10%가 결핵으로 인한 치루로 판명되고 있다. 결핵성 치루는 결핵을 앓은 사람에게서 많이 발생하지만, 폐결핵이 없는 사람에게도 발생한다. 일반적인 치루보다 치료 기간이 길고 재발률도 높다.

크론병 치루

크론병의 경우 30% 이상이 치루를 동반한다. 특히 크론병으로 인한 치루는 치료하기가 까다롭고 재발률이 높기로 유명하다. 치료는 주원인이 크론병에 있으므로 치루 자체에 관해서는 가벼운 수술이나 보존적 치료를 권한다.

영유아 치루

주로 1세 미만의 남자아이에게서 발생한다. 보통 외구는 옆쪽에 생긴다. 과거에는 단순히 농양부를 절개해 고름만 빼고 기다릴 것을 권유했으나, 요즘에는 조기에 치루 절개술로 간단히 수술하는 것을 권장하는 추세다. 단순 절개만 하면 고름이 2개월 이상 나오고 후에 재발이 잘 되기 때문이다. 수술은 생각보다 간단하며 거의 완치된다(243쪽 '소아의 대장항문질환' 참조).

직장질루

여성의 질과 항문관 혹은 직장 사이에 치루가 형성된 것을 말한다. 원인은 주로 분만에 의한 손상이다. 대개 3개월 정도 보존 치료를 하고, 증세가 호전되지 않으면 수술한다.

치루의 수술과 치료법

치루를 완치하려면 수술이 절대적으로 필요하다. 치루는 수술을 하더라도 재발률이 높으며, 괄약근 손상 등 후유증도 만만치 않아 항문질환 중 가장 치료하기 어려운 편이다. 게다가 10년 이상 방치하면 암으로 발전할 수 있기 때문에 늘 주의를 기울여야 한다.

치루수술법에는 다음과 같은 2가지가 널리 사용된다.

개방술식

치루수술에서 가장 보편적으로 널리 사용되는 수술법이다. 수술 방법은 먼저 내구를 찾은 후 외구에서 내구까지 탐침자(존데)를 통과시켜 전체 누관을 확인한 다음 칼로 절개해 개방한다. 그러고 나서 농이나 염증으로 상한 조직을 긁어내고 절개한 양쪽 가장자리를 감치듯이 꿰맨다.

하지만 치루는 내구를 못 찾는 경우가 보통 20% 정도 된다. 내구를 찾지 못하면 개방술식은 사실 불가능하다. 그리고 내구가 후방에 있으면 개방술식을 해도 별문제가 되지 않지만, 내구가 전방이나 측방에 있으면 개방술식 후 괄약근 손상을 초래할 수 있다.

최근 일부 대장항문과 의사들은 치루의 전 누관을 개방한 후

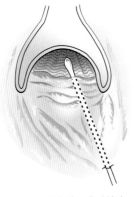

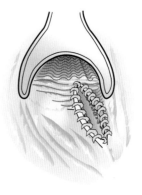

외구에서 내구에 탐침자
(존데)를 통과시킨다.

절개한 양옆을 감치듯
꿰맨다.

▶ **개방술식**

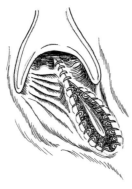

일단 개방술식을 시행한 후
안쪽을 봉합하는 방법으로
괄약근의 손상이 적다.

▶ **개방술식 변형법**

지저분한 조직을 긁어낸 다음 안쪽 부분의 점막과 괄약근 조직을 봉합하고 있다. 그렇게 하면 잘린 괄약근이 다시 붙어 변실금 등의 후유증이 적다.

괄약근 보존술식

치루의 내구를 찾지 못하거나 고위치루로 괄약근의 손상이 심한 경우 괄약근 보존술식을 진행한다. 외구로부터 누관만 박리해 도려내는 방법으로 내구를 못 찾는 경우에도 누관만 따라 들어가다 보면 내구까지 연결되어 내구를 처리할 수 있다.

시술 후 내구 부위의 처리는 크기가 작으면 그냥 봉합하고, 크면 바깥쪽 근육을 이용해 메워주는 방법(근육충진술)을 사용한다. 괄약근 보존술식은 개방술식에 비해 재발률이 높으나 괄약근을 손상시킬 확률이 적어 변실금 같은 부작용을 막을 수 있다.

누관 결찰술(L.I.F.T)

태국의 아룬 교수가 창안한 수술이다. 치루의 길을 차단해 치료하는 방법으로 괄약근 손상이 거의 없다. 단점은 재발률이 10~20%로 비교적 높다. 누관이 확실히 만져지면 우선적으로 시행하는 수술법이다.

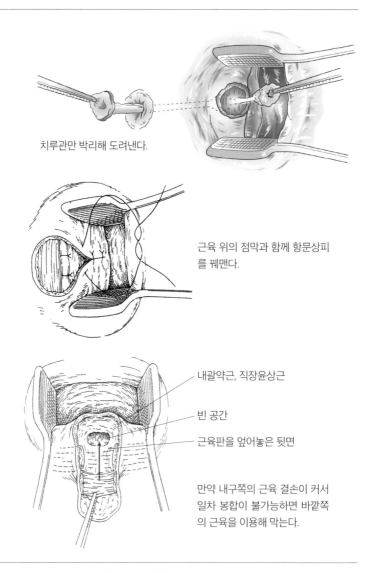

치루관만 박리해 도려낸다.

근육 위의 점막과 함께 항문상피
를 꿰맨다.

내괄약근, 직장윤상근

빈 공간

근육판을 엎어놓은 뒷면

만약 내구쪽의 근육 결손이 커서
일차 봉합이 불가능하면 바깥쪽
의 근육을 이용해 막는다.

▶ 괄약근 보존술식

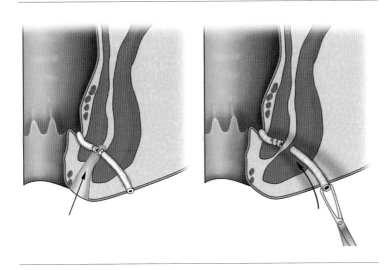

▶ 누관 결찰술

치루와 변실금

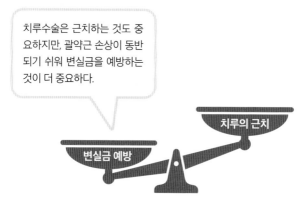

치루수술은 근치하는 것도 중요하지만, 괄약근 손상이 동반되기 쉬워 변실금을 예방하는 것이 더 중요하다.

변실금 예방

치루의 근치

시톤법(배액선법, 치루 결찰법)

내구가 항문관의 위쪽에 위치해 개방술식을 하면 괄약근이 많이 절단되어 변실금이 초래될 가능성이 큰 경우 외구에서 내구로 고무줄이나 나일론줄 등을 통과시켜 묶는다. 이 줄을 조여 놓으면 괄약근이 서서히 잘리고, 이미 잘린 부분은 다시 붙어 괄약근 손상이 절개 개방법보다 적다.

　유럽에서는 고위치루인 경우 이 방법을 활용해 치료한다. 일
종의 지연성 개방술식이지만, 괄약근 손상이 적어 많이 이용되고
있다.

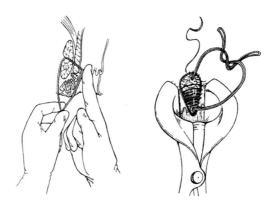

▶ **시톤법(치루 결찰법)**

치열

치열이란?

"화장실 가기가 점점 더 무서워져요."

병원을 찾은 Y주부의 말이다. 6개월 전부터 배변할 때마다 선홍색 출혈이 있다가 저절로 그치곤 했다. 통증이 동반되는 경우도 많았다. 평소 변비가 있던 Y주부는 단순히 변비라고 생각했다. 그러나 시간이 흐를수록 배변 시 항문이 찢어질 듯 아프고, 배변 후에도 심한 통증이 오래 지속됐다. 고통이 점점 심해지면서 화장실 가는 횟수도 그만큼 줄어들고, 그럴수록 고통은 배가

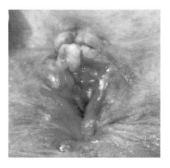

▶ **항문이 찢어져 궤양이 생긴 치열**

되었다. 결국 대장항문외과를 찾았다. Y주부는 '만성치열'이라는
진단을 받고 수술 후 완치되었다.

치열의 원인

치열은 항문관이 찢어져 궤양이 생기는 질환이다. 찢어지는 부위
는 항문에서 가장 심하게 아픔을 느끼는 항문상피다. 딱딱한 변
때문에 찢어진 상피가 자극을 받으면 항문의 내괄약근이 경련을
일으켜 심한 통증을 유발한다. 배변 시 심한 통증과 출혈이 동반
된다. 치열의 최대 원인은 단연 변비다. 변비로 인해 단단해진 변
을 무리하게 배출하다 항문이 찢어져 발생한다.

치열이 생기는 부위는 치상선 아래쪽의 항문상피다. 이곳은 피

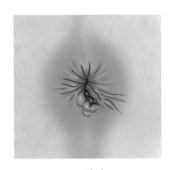

▶ **치열**

부와 같은 조직이기 때문에 탄력성이 약하고 혈액순환이 원활하지 않아 사소한 자극에도 쉽게 찢어진다. 보통 항문관 뒤쪽 정중선에 가장 많이 생기며, 여성의 경우 10% 정도 앞쪽에 생긴다.

치열은 모든 연령에서 발생할 수 있으나 주로 젊은 연령층에 많이 생기며, 남성보다 여성에게 많이 나타난다. 여성은 변비가 많고, 괄약근에 의한 지지가 약하기 때문이다.

치열의 증상

치열의 대표적인 증상은 궤양과 통증 그리고 출혈과 배변장애 등이다. 출혈은 선홍색의 피가 휴지에 묻어 나오는 정도로 소량이다. 출혈 빈도는 높지만 반드시 나타나진 않는다. 통증은 배변 시 나타나며 배변 후 보통 1~2시간, 길게는 하루 종일 지속되기도 한다. 통증은 궤양 부위에 노출되어 있는 내괄약근의 경련으로 생기는데, 궤양 부위는 아물었다가 굳은 대변으로 다시 찢어지기를 반복한다. 그래서 통증도 한동안 지속되다가 한동안은 통증이 없는 상태가 반복된다.

치열이 생기면 배변 시 궤양과 함께 심한 통증이 엄습하므로 화장실 공포증이 생긴다. 원래 변비로 인한 단단한 변이 치열을 불러일으키는데, 화장실 공포증이 변비를 더욱 부추긴다. 따라서 치열과 변비의 악순환이 반복되면서 만성치열로 발전하는 경우가 많다.

치열의 분류

치열은 급성치열과 만성치열로 구분된다. 급성치열은 약을 복용하거나 연고를 바르면 완치가 되지만, 만성치열은 반드시 수술을 해야 완치된다.

급성치열

단단한 변이 나오면서 항문상피가 찢어져 상처가 나는 것을 말한다. 상처의 깊이가 그다지 깊지 않아 항문 피부의 재생력이 남아 있으며, 내괄약근은 아직 손상되지 않은 단계다.

만성치열

급성치열을 그대로 방치해 같은 부위가 반복해서 찢어지면 상처의 깊이가 내괄약근까지 이르러 궤양을 형성한다. 이른바 만성치열로 발전한 것이다. 게다가 상처 부위가 만성화되어 염증을 동반하고 육아조직의 재생력이 증가하면서 폴립(항문비대유두)이나 피부꼬리(쉐피) 등이 생기는데, 이 지경에 이르면 심한 통증이 나타나 배변장애 등을 불러일으키기 때문에 수술로 치료해야만 한다.

그밖의 치열

거대한 치핵이나 항문 용종 등이 항문 밖으로 밀려나오는 것이 반복되면서 궤양이 형성되는 수반성 치열이 있다. 그 외에 매독, 결핵, 크론병, 궤양성 대장염, 백혈병, 베세트병 등 다른 질병으로 인해 항문에 치열이 생기기도 한다.

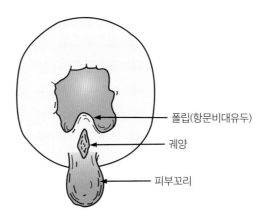

폴립(항문비대유두)

궤양

피부꼬리

▶ **만성치열의 세 가지 징후**

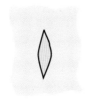

① 항문상피가 얇아
   상처가 난다.

② 상처 가장자리에
   궤양이 형성된다.

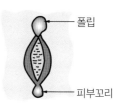

폴립

피부꼬리

③ 염증성 폴립이
   생긴다.

▶ **만성치열의 형성**

치열의 재발

요즘 사람들은 식이섬유의 섭취가 줄고, 편식과 인스턴트 식품의 영향으로 변비가 점점 늘어나고 있는 상태다. 그로 인해 항문이 자극을 받아 치열이 잘 발생한다. 이런 행동 패턴과 식습관을 개선하지 않으면 치열은 재발의 고리를 계속 만들어간다.

치열은 특히 쉽게 재발하는 편이다. 치열이 있던 부위에 반흔이 있기 때문에 다시 찢어지기 쉽다. 또 치열로 생긴 항문 바깥쪽의 피부꼬리 주위는 오염되기 쉬워 재발의 요인이 된다.

치열의 진단 방법

- 증상을 듣는 것만으로도 쉽게 진단이 가능하다.

- 손가락 진찰 : 손가락을 항문관 안으로 넣으면 항문 뒤쪽이나 앞쪽에서 압통이 있는 궤양을 만질 수 있다. 심한 통증으로 손가락이나 항문경 삽입이 불가능한 경우도 있다. 이때는 마취 연고를 바른 다음 몇 분 후에 진단한다.

- 항문의 협착과 꽉 조임 : 손가락 진찰을 해보면 항문이 좁고 꽉 조임을 느낄 수 있다.

- 항문비대유두, 피부꼬리 확인

- 항문관 내압을 검사하면 항문압이 올라가 있다.

치열 치료법

초기 단계의 치열은 고섬유식이 등 생활습관 개선과 약물요법, 연고나 좌약 등으로 치료할 수 있다. 하지만 만성치열로 진행되거나 심한 통증이 나타날 때는 수술로 치료해야 한다.

수술 치료

상처가 궤양으로 발전해 항문이 좁아지면 배변 시 고통은 이루 말할 수 없을 정도로 심하다. 이처럼 좁아진 항문을 본래의 탄력적인 항문으로 되돌리기 위해서는 수술이 필요하다.

내항문괄약근 측방 절개술

1959년 남아프리카의 아이젠함머 의사가 내항문괄약근 후방 절개술을 처음으로 발표했다. 그 후 1971년 영국의 의사 노타라스가 상처를 거의 남기지 않는 피하 내괄약근 측방 절개술을 발표하면서 현재까지 널리 쓰이고 있다.

항문 괄약근을 약간 절개해 항문을 확장하고 혈액순환을 원활하게 만들어 찢어진 부위가 빨리 아물도록 하는 치료법이다. 수술 전 시행한 항문내압검사가 정상보다 많이 올라간 경우 시행한다. 내항문괄약근 측방 절개술을 시행하면 항문압이 5~10% 감소한다.

수술 후 항문압이 낮아지고 내괄약근의 경련이 사라져 배변 후에도 통증이 없으며, 혈류가 증가하고 항문이 한결 부드러워져 궤양이 자연스럽게 치료된다. 그러나 부작용으로 약한 변실금이 생길 수 있어 최근에는 30% 미만에서만 시행하고 있다.

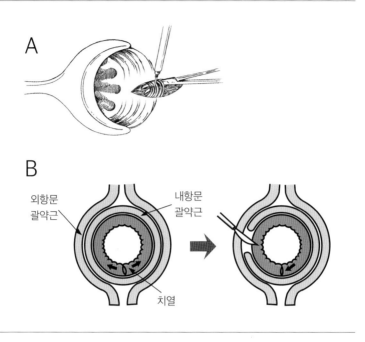

▶ 내항문괄약근 측방 절개술

피부판 이식술

만성치열의 경우 상처가 궤양으로 발전하는데, 이때 시행하는 수술법이 피부판 이식술이다. 궤양으로 발전한 상처를 절제하고, 그 부위에 정상의 항문 피부판을 이식해 봉합한다.

　궤양 부위는 피부를 새롭게 이식했기 때문에 다시 궤양이 잘 안 생기고, 통증이나 내괄약근의 경련 현상도 없다. 상처가 아물고 나면 항문이 이식한 피부만큼 넓어지는 효과도 볼 수 있다.

필자의 경우 과거에는 집 모양의 오각형 피부판 이동술을 했으나 최근에는 지붕 모양(Roof) 피부판 이동술을 많이 하고 있다.

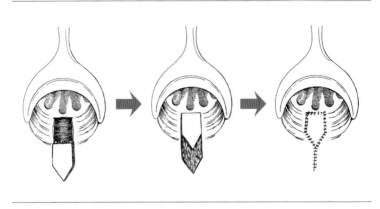

▶ **집 모양 피부판 이동술**

항문 건강의 5가지 적

첫 번째 **과음**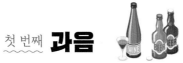

두 번째 **피로**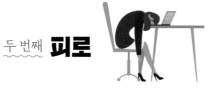

세 번째 **용변 시간이 길다**

네 번째 **스트레스**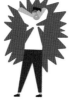

다섯 번째 **추위에 노출**

증상으로 보는
항문질환

출혈
항문에서 피가 나올 때

치질을 보통 '하찮은 병' 쯤으로 여기는 사람들이 많다. 그래서 용변을 볼 때 피가 뚝뚝 떨어지면 놀랐다가도 다음에 괜찮아지면 그냥 넘어간다. 별다른 통증이 없고, 대변 볼 때만 잠깐 잠깐씩 피가 보였다가 금방 멈추기 때문이다.

하지만 우리 몸에서 어떤 형태로든 출혈이 있다는 건 달갑지 않은 소식이다. 특히 항문에서의 출혈은 가벼운 치핵 증상일 수 있지만, 생명을 위협하는 대장암의 징후일 수도 있다.

항문에서 출혈될 경우 의심되는 질환
치핵
치열
궤양성 대장염
직장암
직장 용종(폴립)

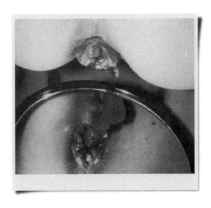

▶ 탈출된 치핵조직에서 출혈이 되고 있다

증상1 배변 시 통증은 없지만 붉은 피가 나올 때

항문에서의 출혈은 정도에 따라 다르다. 통증이 없고 새빨간 선홍색을 띠며, 용변 후 화장지에 약간 묻어 나오거나 2~3방울 똑똑 떨어지기도 한다. 심한 경우 물총처럼 쭉쭉 뻗치기도 한다. 용변을 볼 때마다 매번 출혈이 반복되기도 하고, 평상시에는 괜찮다가 음주 후나 피곤할 때 집중적으로 피가 나오다 그치는 경우도 있다.

항문에서 나오는 피는 정맥피라 할지라도 정맥피의 색인 검붉은 색이 아닌 동맥피의 새빨간색(선홍색)을 띤다.

하지만 출혈 부위가 항문에서 조금 떨어진 대장에서의 출혈이라면 색은 점점 검어진다. 직장에서 출혈이 되면 약간 검붉은 색을 띠며, 그보다 더 윗부분인 결장에서 출혈이 되면 검은색이 더욱 가미된 진한 검붉은 색을 띤다. 위나 십이지장에서 출혈이 생기면 마치 자장 같은 색의 변이 나오는데, 이는 아스팔트를 깔 때 사용하는 콜타르와 비슷해 '타르변'이라고 한다.

선홍색의 피가 나오는 경우는 대부분 내치핵에 해당된다. 내치핵은 초기에 치료하면 수술 없이 간단하게 완치될 수 있는 질환이다. 하지만 그냥 방치했다가는 빈혈로 이어지고, 심한 경우 생명을 위협할 수도 있으므로 출혈이 보이면 반드시 전문의를 찾아야 한다.

증상 2 대변에 피가 묻어 나올 때

대변에 피가 묻어 나오거나 검붉은 피가 대변 속에 섞여 나온다면 주의를 기울일 필요가 있다. 주로 항문 윗부분인 직장이나 S상 결장에 문제가 생겼을 때 이런 증상이 나타난다. 하루에 화장실을 3~4회 이상 가고 변에 피가 묻어 나오며 용변을 다 본 뒤에도 직장에 변이 남아 있는 듯한 잔변감이 느껴진다면 직장암을 의심해봐야 한다.

증상3 검붉은 피가 대변 속에 섞여 나올 때

대변 속에 검붉은 피가 섞여 나오면 직장보다 윗부분인 결장에 이상이 생겼다는 징조다. 이때는 대장암, 궤양성 대장염, 게실출혈 등을 의심할 수 있다. 암이 무서운 것은 자각 증세 없이 진행된다는 데 있다. 따라서 통증이 없더라도 출혈이나 혈변의 징후가 보이면 지체 말고 전문의의 진단을 받아야 하며, 대장내시경이나 대장촬영 등 대장 검사를 받는 게 좋다.

통증
항문이 아플 때

항문관은 치상선을 경계로 윗부분은 자율신경이 지배하고 아랫부분은 지각신경(체신경)이 지배한다. 따라서 치상선 아랫부분에 생기는 질병은 대개 심한 통증을 동반한다. 그러므로 통증이 있어도 어떻게 아픈가는 질환의 정체를 가리는 데 무척 중요하다. 항문질환과 관련된 통증의 유형은 6가지 정도로 나누어진다.

통증을 유발하는 질환
항문주위농양, 치루
급성치열, 만성치열
혈전성 외치핵
항문거근증후군

증상1 **열이 나면서 아픈 경우(항문주위농양, 치루)**

초기에는 감기처럼 열이 나고 몸살 기운이 있으며 머리가 지끈거린다. 그러다 일정 시간이 지나면 항문 주위가 벌겋게 부어오르면서 곪기 시작한다. 증세가 심할 경우 앉아 있는 것은 물론 걸음조차 걸을 수 없게 된다. 이런 증상의 대표적인 질환이 항문주위농양과 치루다.

증상2 **용변 중 통증이 있고 출혈을 보이는 경우(급성치열)**

용변을 볼 때 단단한 변이 나오면서 항문이 찢어져 통증과 함께 출혈이 동반되는 경우다. 이른바 급성치열이라고 하는데, 통증에 비해 출혈은 그다지 심하지 않다. 대개 처음 한두 번은 깨끗이 소독하고 외용 연고를 바르면 괜찮아진다. 하지만 이런 증상이 반복되어 찢어진 상처 부위가 깊어지면 항문질환 중에서 가장 통증이 심하다는 만성치열로 발전한다. 따라서 평소에 식물성 섬유소가 풍부한 음식을 섭취해 변을 부드럽게 유지해야 한다. 변완하제를 쓰거나 좌욕을 하면 증상이 많이 호전된다.

증상3 용변을 다 본 뒤 극심한 통증이 찾아오는 경우(만성치열)

급성치열이 반복되다 만성치열로 발전하는 경우다. 변기에 앉아 변이 배출되기 시작하면 통증이 엄습한다. 용변 후에도 짧게는 20~30분, 길게는 한나절 이상 극심한 통증이 이어지는 경우도 있다. 혹자는 이 통증을 '라이터 불로 항문을 지져대는 듯하다'라고 말할 정도다. 그만큼 아프다는 뜻이다. 그러다 보니 식욕이 떨어지고 매사에 의욕이 생기지 않으며 변비도 당연히 동반된다. 그리고 심한 변비는 만성치열을 더욱 악화시킨다. 이른바 악순환의 반복이다. 이 증상은 변비에 많이 노출되어 있는 젊은 여성들에게 자주 나타난다.

증상4 항문에 작은 알갱이가 부어오르면서 통증이 있는 경우 (혈전성 외치핵)

항문 끝에 콩알만한 알갱이가 부어올라 있으면서 통증이 동반될 때, 이를 혈전성 외치핵이라 한다. 이 알갱이의 정체는 혈전, 즉 응고된 핏덩어리다. 부어오른 알갱이의 크기는 팥알만 한 것부터 밤톨만 한 것까지 다양하다. 항문 주위 전체에 빙 돌아가며 생기는 경우도 있다. 통증 역시 아주 심하기도 하고 경미한 경우도 있다. 대개의 경우 아주 심하지는 않지만, 통증을 동반한다.

증상 5 뚜렷한 질환이 없는데 항문이 아픈 경우(항문거근증후군)

주로 30~50대의 여성들에게서 많이 찾아볼 수 있는 증상이다. 밤에 잠을 잘 때 까무러칠 정도의 심한 통증이 3~5분 정도 지속되다가 가라앉는다. 이른바 '항문거근증후군'이라고 하는 이 증상의 원인은 항문거근의 경련 때문이다. 출산 경험이 많거나 자동차 여행을 오래 한 여성에게서 흔히 볼 수 있다. 환자의 증상과 항문 기능 검사를 통해 정확한 진단을 해야 한다.

증상 6 항문 주위에 딱딱한 응어리가 생기면서 붓고 통증이 있는 경우(항문주위농양)

항문주위농양일 때 나타나는 증상이다. 항문 주위에 벌건 색의 딱딱한 응어리가 있으며 열을 동반한다. 그래서 대부분의 환자들이 몸살 기운으로 오인한다. 항문주위농양은 절개해서 고름을 빼내면 아주 편해지는데, 절개만 할 경우 나중에 약 2/3가 치루로 발전한다.

탈출

항문 안에서
덩어리가 밖으로 나올 때

변기에 앉아 힘을 쓰면 변과 함께 내려오는 조직이 있다. 이를 '항문쿠션조직' 또는 '치핵조직'이라고 한다. 그런데 배변이 끝났는데도 하강한 쿠션조직이 제 위치로 원상 복귀되지 않는다면 항문에 문제가 생긴 것이다. 게다가 통증은 없는데 출혈의 흔적이 보이고, 뭔가 항문을 막고 있는 듯한 답답함이 느껴지면서 용변을 본 후에도 잔변감이 느껴진다면 내치핵일 확률이 높다. 항문 폴립(용종)이나 직장 폴립(용종)을 의심할 수 있지만, 대개의 경우 내치핵이다.

항문에서 치핵조직이 탈출되는 질환
2도 내치핵(배변 시에만)
3도 내치핵
4도 내치핵
감돈치핵
직장탈출증

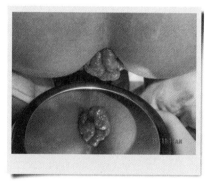

▶ 치핵조직이 탈출된 항문의 모습

증상1 **배변 시 치핵 덩어리가 항문 밖으로 나오지만 배변 후 저절로 들어가는 경우(2도 내치핵)**

2도 내치핵은 수술을 하지 않고, 보존요법이나 고무링 결찰법 등으로 쉽게 치료할 수 있다. 그러나 출혈성 내치핵은 수술하는 경우가 많다.

증상 2 배변 시 나온 치핵 덩어리가 배변 후 저절로 들어가지 않아 손으로 밀어 넣어야 하는 경우(3도 내치핵)

3도 내치핵은 심한 경우 수술을 해야 완치된다.

증상 3 항문이 뒤집히듯이 나오는 경우(4도 내치핵)

여러 개의 큰 치핵 덩어리가 항상 항문 밖으로 뒤집히듯이 빠져나와 있다. 마치 항문에 장미꽃이 핀 듯한 모양이다. 이런 경우를 4도 내치핵, 즉 '탈홍'이라고 한다. 수술을 해야만 치료된다.

증상 4 항문으로 탈출된 치핵 덩어리가 부어서 들어가지 않으며 통증이 심한 경우(감돈치핵)

4도 내치핵의 일종으로, 평소 건강했던 항문이 갑자기 이와 같은 증상을 일으키지는 않는다. 3도, 4도 내치핵이 있는 사람의 치핵 덩어리가 오랫동안 항문 안으로 환납이 되지 않았을 때 항문 괄약근이 빠져나온 부분을 조여 정맥피가 차단되면서 부기가 점점 심해져 감돈치핵이 된 경우다. 이때는 되도록 수술을 빨리 받는 게 좋다.

증상 5 항문으로 직장이 원통 모양으로 나온 경우(직장탈출증)

4세 미만의 아이나 노인에게 많이 발생한다. 배변 시 강하게 힘을 주면 항문 밖으로 붉은 직장이 2~3cm에서 10cm 정도 원통 모양으로 나온다. 이것을 '직장탈' 혹은 '직장탈출증'이라고 한다. 4세 미만의 아이는 성장하면서 자연 치유되는 경우가 많으나 성인은 수술로 교정해야 한다.

염증
점액이나 고름이
변에 묻어 나올 때

대변이 항문관을 통과할 때 항문샘에서 약간의 점액이 분비된다. 이 점액은 변이 수월하게 배출될 수 있도록 도와주는 일종의 윤활제 역할을 한다. 그런데 직장이나 항문에 염증이 생기거나 단단한 변 때문에 지나친 자극이 가해지면 분비되는 점액의 양이 필요 이상으로 증가한다. 간혹 피가 섞인 점액이 나오거나 고름 같은 것이 분비되는데, 이런 경우 궤양성 대장염이나 크론병, 대장암의 가능성이 있기 때문에 정밀검진을 받아야 한다.

또 항문주위농양이나 치루가 생겨도 항문 안에서 고름이 나올 수 있다. 이때는 단단한 응어리가 잡히며 열과 함께 통증이 수반되는 것이 보통이다. 흔한 경우는 아니지만 치루 병력이 10년 이상 된 사람에게 젤리 같은 분비물이 나온다면 치루암을 의심해봐야 한다.

점액이나 고름이 묻어 나올 경우 의심되는 질환
항문주위농양, 치루
항문염, 직장염
궤양성 대장염, 크론병
대장암, 대장 용종(폴립)

소양증
항문이 가려울 때

진료하다 보면 밤잠을 설칠 정도로 항문 주위가 가렵다며 고통을 호소하는 환자들이 의외로 많다. 사실 가려움증의 고통은 당해본 사람만이 알 수 있는 괴로움 중의 괴로움이다. 그래서 차라리 가려운 것보다 아픈 게 낫다며 가려운 부위를 심하게 때리거나 피가 나도록 긁어 병을 더 악화시키는 사람도 있다.

항문 주변의 가려움증을 일명 '항문소양증'이라고 한다. 여러 가지 원인이 있지만 가장 흔한 원인은 용변을 본 후 뒤처리가 미진해 변이 항문 주변의 피부를 자극해 생긴 접촉성 피부염이다.

뿐만 아니라 당뇨병이나 황달 등 전신 질환이 있어도 가려움증이 유발된다. 진균에 감염되어 생기는 진균증도 매우 가려운데 보통 사타구니의 진균증(완선)과 함께 발생한다.

　치핵, 치열, 치루 등 항문질환이 있으면 항문 안에서 점액이나 분비물이 나와 습기가 많아지면서 가려움증이 생긴다. 유독 밤에 잠자리에 들었을 때 가려우면 요충증도 의심해봐야 한다.

항문이 가려울 경우 의심되는 질환
치핵, 치열, 치루
당뇨병, 황달 등 전신 질환
요충증
항문이 대변에 의해 자극받을 때

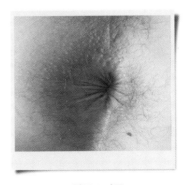

▶ **항문소양증**

잔변감
배변습관에 변화가 생길 때

배변을 하루에 3회 이상 하거나 배변 후에도 계속 변을 보고 싶은 잔변감이 있으면 내치핵이나 직장암, 과민성 대장염, 항문 폴립, 직장 폴립(용종), 궤양성 대장염 등이 의심되므로 대장촬영이나 대장내시경 등의 검사를 해야 한다.

변비가 없었던 사람이 갑자기 변비가 생겨도 역시 대장 검사 등 정밀검진을 해봐야 한다. 직장의 변이 항문으로 내려와 항문관 쪽의 감각대에서 이를 감지해 뇌에 전달하면 변을 보고 싶은 느낌, 즉 변의를 느끼게 된다. 이 항문 감각대는 변이 아닌 다른 것에 의해 압박되어도 변의가 생긴다. 직장암이나 내치핵 또는 치핵수술 후 부어도 항문 감각대가 압박되어 실제 변이 없어도 변의를 느끼게 된다.

잔변감이 있거나 배변습관에 변화가 생길 때 의심되는 질환
직장암
과민성 대장증후근
내치핵
궤양성 대장염, 크론병
항문 폴립, 직장 폴립

| 요약 정리 |

여러 증상에 따른
대장·항문질환 감별표

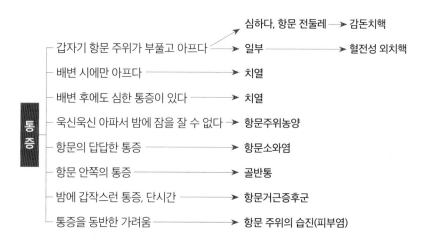

통증

- 갑자기 항문 주위가 부풀고 아프다
  - 심하다, 항문 전둘레 → 감돈치핵
  - 일부 → 혈전성 외치핵
- 배변 시에만 아프다 → 치열
- 배변 후에도 심한 통증이 있다 → 치열
- 욱신욱신 아파서 밤에 잠을 잘 수 없다 → 항문주위농양
- 항문의 답답한 통증 → 항문소와염
- 항문 안쪽의 통증 → 골반통
- 밤에 갑작스런 통증, 단시간 → 항문거근증후군
- 통증을 동반한 가려움 → 항문 주위의 습진(피부염)

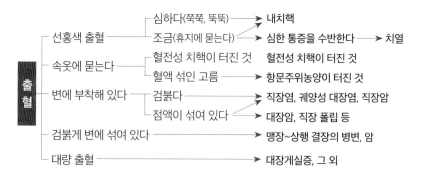

출혈

- 선홍색 출혈
  - 심하다(쭉쭉, 뚝뚝) → 내치핵
  - 조금(휴지에 묻는다) → 심한 통증을 수반한다 → 치열
- 속옷에 묻는다
  - 혈전성 치핵이 터진 것   혈전성 치핵이 터진 것
  - 혈액 섞인 고름 → 항문주위농양이 터진 것
- 변에 부착해 있다
  - 검붉다 → 직장염, 궤양성 대장염, 직장암
  - 점액이 섞여 있다 → 대장암, 직장 폴립 등
- 검붉게 변에 섞여 있다 → 맹장~상행 결장의 병변, 암
- 대량 출혈 → 대장게실증, 그 외

부기
- 갑자기 붓고 통증이 있다 ──────────────► **혈전성 외치핵**
- 갑자기 부었다, 열이 난다, 심하게 아프다 ──► **항문주위농양**
- 항문 둘레의 반 ~ 전체가 크게 부풀어 오르고 ──► **감돈치핵**
  격심한 통증이 있다

늘어짐 응어리 덩어리
- 항문 주위에 응어리가 생겨서 고름이 나온다 ──► **치루**
- 항문 주위에 응어리가 갑자기 생겼다 ──────► **혈전성 외치핵**
- 항문 주위에 늘어진 피부가 생겼다 ───────► **피부꼬리**
- 항문 앞쪽 혹은 뒤쪽으로 늘어진 피부가 ───► **치열**
  생기고 안쪽이 아프다

가려움증
- 항문소양증
- 항문 주위의 습진(피부염)
- 항문 주위의 칸디다증

끈적끈적하다 점액이 나온다
- 항문 주위 ──────────────► **항문 주위의 습진, 다한증**
- 항문부 ────────────────► **직장점막탈**
- 항문 안쪽부터 ───────────► **융모성 선종**
- 변에 부착해서, 섞여서 ──────► **궤양성 대장염, 융모성 선종 등**

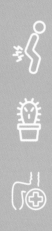

PART 5

항문질환 검사 가이드

"서너 마리의 거머리를
갖다 붙여라"

'내 사전에 불가능은 없다'던 나폴레옹에게도 불가능이 있었다. 바로 20년 넘도록 치료하지 못한 치핵이다. 1900년 프랑스 의학 잡지에 공개된 나폴레옹의 치질 병력은 이후 워털루 전투의 패인 중 하나로 여겨지기도 했다.

기록에 따르면 나폴레옹은 혈전성 외치핵을 앓고 있었던 것으로 보인다. 외치핵은 극심한 통증을 수반한다. 한창 전투 중에 나폴레옹은 이 치핵에 발목이 잡혀 건강상의 난조를 보였다.

나폴레옹은 꽤 오랫동안 치핵으로 고생했는데, 1807년 자신의 동생에게 보낸 편지의 내용을 보면 어느 정도로 통증이 심했는지 알 수 있다.

"네가 치핵으로 괴로워하는 걸 나는 충분히 이해한다. 치핵을 치료하는 가장 간단한 방법은 거머리 서너 마리를 항문에 붙이는 것이다. 나는 이 치료법을 사용해 10년 동안 별 탈이 없었다."

10년 전이라면 이탈리아 출정 이전부터 치핵을 앓아왔다는 얘기다. 치핵이 있는 상태로 어떻게 말을 타고 그 험한 알프스를 넘었을지… 말 위에 늠름한 모습으로 앉아 있는 나폴레옹의 모습을 그린 그림은 확실히 상상의 산물에 지나지 않는 모양이다. 나폴레옹이 편지를 쓴 8년 후 워털루 전투에서도 여전히 치핵으로 고생한 걸 보면 서너 마리의 거머리를 갖다 붙이는 방법은 치료 효과가 없었던 듯하다.

어떤 병원을
찾아야 할까?

"치질은 무슨 과에서 치료를 받아야 할까?" 일반인들에게 이 질문을 던지면 대답이 쉽게 나오지 않는다. 그래서 소위 돌팔이라고 하는 민간요법사들이 가장 판을 치는 분야가 항문 분야다.

항문은 아주 예민하고 해부학적 구조가 복잡하며, 치아가 있는 입과 비슷한 구조를 갖고 있다. 치아를 다루는 치과대학이 의과대학과 따로 분리되어 있는 것을 보면 항문 분야 역시 얼마나 어렵고 따로 공부해야 할 부분이 많은 과인지 알 수 있다. 물론 의사라면 누구나 기초적인 항문질환은 치료할 수 있다.

그러나 정도가 심한 치핵, 치루, 치열 등 항문질환은 선진국에서는 대장항문외과에서 치료한다. 우리나라에서는 대장항문과나 대장항문 전문병원을 우선 찾는 게 좋다. 외과를 찾아도 된다. 우리나라 500병상 이상의 병원은 전체 항문질환 환자의 1.7% 정도만 치료하고 있고 입원이 잘 안 되어, 심한 경우엔 전문병원을 찾는 것이 유리하다. 그래서 영국의 세인트막병원은 50병상밖에 안 되지만 3차 병원으로 분류되어 있다.

따라서 대한대장항문학회 회원인 외과의사라면 일단 안심할 수 있으며, 대장항문 전문병원이나 전문의원, 대학병원에서는 대

외과계	외과	대장항문외과 식도, 위, 소장외과 간, 담도외과 유방외과 두경부외과 소아외과 이식외과
	신경외과	
	정형외과	
	성형외과	
	흉부외과	

▶ **외과의 세부 전문 분류**

장항문외과로 분리된 곳이 있으면 그곳에서 치료받고, 없으면 외과에서 치료받는 게 좋다. 인터넷을 통해 병원 홈페이지 등을 참고하는 것도 도움이 된다.

무슨 진찰을
받을까?

항문질환의 진찰은 항문뿐 아니라 직장까지 진찰하는 경우가 많다. 따라서 직장에 변이 차 있으면 진찰을 하기가 쉽지 않다. 그렇다고 변완하제나 관장을 하면서까지 변을 볼 필요는 없다. 약물이나 설사로 인해 정상적인 점막에 미란이 생길 우려가 있기 때문이다. 이렇게 되면 치질에 의한 염증인지, 약물이나 설사에 의한 염증인지 판단할 수 없다. 그냥 일상생활에서 변을 보듯 배변한 다음 진찰에 임하면 된다.

보통 진찰은 문진問診 → 시진視診 → 항문수지검사 순서로 이루어진다. 항문과의 진찰 과정은 다른 진료과목과 조금 다르다. 일단 진료실의 배치가 다르고 진료 시스템에도 약간 차이가 있다. 이는 환자의 프라이버시를 지켜주려는 병원 측의 배려이기 때문에 특별히 신경 쓸 일은 없다.

문진

문진이란 말 그대로 증상을 듣고 진찰하는 것을 말한다. 치핵 등 양성 항문질환은 문진만 정확히 해도 병명을 짐작할 수 있다. 환자가 문진표를 작성하고 의사가 그중에서 중요한 사항을 다시 묻는 형태로 진료를 하는데, 사전에 문진표를 작성하면 증상을 놓치지 않으며 진료 시간도 절약된다.

대개 문진표에는 출혈, 통증, 탈출물, 부기, 가려움, 분비물, 변상태 등을 기재하며 그 밖에 발열 여부와 다른 질환의 병력, 가족력, 생활습관 등도 질문 내용에 포함된다.

이름		성별	남□ 여□
연령	세	결혼	기혼□ 미혼□

년   월   일

1	출혈		1. 있다(언제부터:) 2. 없다	9	복통	1. 있다 2. 없다
		정도	1. 휴지에 묻는다			언제부터 :
			2. 뚝뚝 떨어진다			부위 :
			3. 뻗친다			정도 :
		색	1. 새빨갛다	10	대장항문질환 범위 및 치료	병명 :
			2. 검붉다			언제 :
		상태	1. 대변 전			어디서 :
			2. 대변에 섞여서	11	현재 다른 질환이 있습니까?	고혈압□ 당뇨□ 간장병□
			3. 대변 후에			심장병□ 결핵□ 심장병□
			4. 대변에 관계 없이			혈우병□ 빈혈□ 성병□
2	탈출		1. 있다(언제부터:) 2. 없다			갑상선질환□ 부인과질환□
		정도	1. 항문 주위 전체			비뇨기과질환□ 위장질환□
			2. 항문 일부			천식□ 기타 ( )
		시기	1. 배변 시	12	약물에 대한 부작용 1. 있다(약물명:) 2. 없다	
			2. 쪼그리고 앉았을 때	13	요통	1. 있다(병명:) 2. 없다
			3. 항상	14	평소에 다치면 피가 잘 멎었습니까? 1. 잘 멎는다 2. 잘 안 멎는다	
		상태	1. 자연적으로 들어간다	15	현재 임신 중( ) 출산횟수( )	
			2. 손으로 밀어 넣는다	16	술( ) 담배( )	
			3. 항상 나와 있다	17	대장항문질관 가족력 1. 있다(누구: 병명:) 2. 없다	
3	통증		1. 있다(언제부터:) 2. 없다	18	일에 대한 가족력 1. 있다(누구: 병명:) 2. 없다	
		어느 때	1. 배변 시 2. 배변 후	19	직업 :	
			3. 항상	20	희망 치료법	1. 가능한 약물
		부위	1. 항문 주위 2. 항문 속			2. 필요하면 수술
		정도	1. 가볍게 아프다			3. 수술은 가능한 빨리
			2. 심하게 아프다			4. 수술 희망시기 (월 상/중/하순)
4	가려움		1. 있다(언제부터:) 2. 없다			5. 대장검사를 원하십니까?
5	항문종괴		1. 있다(언제부터:) 2. 없다			(예/아니오)
6	분비물		1. 있다(언제부터:) 2. 없다	21	내원 동기	1. 아는 사람 소개
7	변실금		1. 있다(언제부터:) 2. 없다			2. 신문, 잡지, 인터넷, 건물, 광고 등
8	배변	횟수	( )일 ( )회			3. 집에서 가까워서
		시간	( )회			4. 타 병원 의사의 소개
		잔변감	1. 있다 2. 없다			5. 기타 ( )
			1. 정상 2. 변비 3. 설사			
			4. 변비, 설사 교체			

▶ 문진표

135

진찰 체위

좋은 진찰 체위는 의사가 진찰하기 쉽고, 환자 입장에서는 부끄러움을 느끼지 않으면서 편안한 자세다. 항문병원에서 진찰할 때 주로 하는 체위는 측와위와 쇄석위 그리고 슬흉위가 있다.

측와위

일명 '심스(Sims) 체위'라고 한다. 항문과 의사들이 가장 선호하는 체위로, 거의 70% 이상이 이 체위를 선택하고 있다. 환자가 왼쪽으로 돌아누운 상태에서 둔부와 무릎을 충분히 구부려 항문 부위가 잘 보이도록 하는 자세다. 오른쪽 무릎을 더 구부려 오른쪽 둔부가 120도 정도 경사가 지면 시진이나 처치하기가 더욱 좋다.

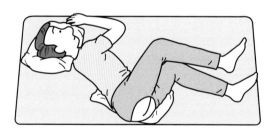

이 체위의 장점은 환자가 자세를 취하기 쉽고, 오래 지속해도 무리가 없다는 점이다. 또 환자가 부끄러움을 덜 느끼며(특히 여성이 선호하는 체위), 의사와 환자가 대화하기가 쉽다. 단점은 둔부를 양옆으로 잡아당겨야 시진(눈으로 보는)을 할 수 있기 때문에 비만 환자의 경우 시진과 처치가 곤란하다. 그리고 직장 및 S상 결장각을 똑바로 펴기도 힘들다.

쇄석위

환자가 천장을 보고 누운 상태에서 머리와 엉덩이에 베개를 대고 양손으로 무릎관절 아래를 잡아당기는 자세다. 일본의 항문과 의사들이 예전에 많이 사용했던 체위지만, 최근에는 환자가 수치심을 느낄 수 있어 거의 사용하지 않는다.

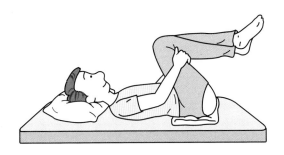

슬흉위

환자가 진찰대에 엎드린 자세에서 무릎을 굽혀 엉덩이를 치켜든
자세다. 이는 둔부를 양쪽으로 당기지 않아도 시진이 용이하며,
직장과 S상 결장의 각이 완만해 S상 결장경 검사를 하기에도 가
장 좋은 체위다. 따라서 진찰은 측와위로 하되, S상 결장경 검사
는 이 체위로 하는 경우가 많다.

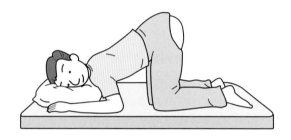

시진

의사가 눈으로 환자의 환부를 세밀히 관찰해 진찰하는 방법이다.
따라서 정확한 시진을 위해서는 밝은 조명이 반드시 필요하다.

치핵 환자라 하더라도 시진을 통해 항문뿐 아니라 둔부, 항문
주위의 피부, 회음부 등을 두루 관찰한다. 치핵 외에도 다른 여타
의 증상이 피부 밖으로 드러난 것은 아닌지 살펴보기 위해서다.

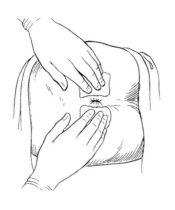

▶ 항문 부위 시진법

탈출한 내치핵과 외치핵은 시진만으로도 진단이 가능하다. 시진
이 끝나면 의사는 수술이 필요한지, 보존요법으로 치료가 가능한
지 등 앞으로의 치료 방법을 대략 정하게 된다.

모의 배변검사

탈출, 출혈 등 내치핵 증상이 있다 하더라도 막상 병원에서 진찰
할 때면 치핵조직이 완전히 환원되어 증상을 알아볼 수 없는 경
우가 허다하다. 이런 경우 모의 배변검사를 우선 시행한다.

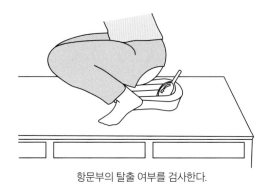

항문부의 탈출 여부를 검사한다.

▶ **모의 배변검사**

환자 스스로 배변 자세, 즉 쪼그리고 앉는 자세를 1~2분 취하게 한 뒤 항문에 힘을 주라고 하면 내치핵 조직이 밀려 나온다. 이때 치핵 상태의 탈출되는 정도, 직장탈출증 등을 진단할 수 있다. 약간 번거로워 증상이 심한 치핵 환자에게만 검사한다.

항문수지검사(촉진)

'대장항문과 의사는 손가락 끝에 눈이 달려 있어야 한다'라는 말이 있다. 그만큼 항문에 손가락을 넣어 진찰하는 항문수지검사는 항문질환의 진찰 과정에서 핵심을 이루는 수기다. 그렇기 때문에 항문과 의사라면 어떤 경우라도 이 검사를 생략하지 않는다.

항문수지검사는 보통 의료용 고무장갑이나 비닐장갑을 낀 손에 윤활제를 충분히 바른 다음 둘째 손가락으로 한다. 노련한 항문과 의사는 수지검사 후 손가락 끝에 묻어 나오는 내용물을 반드시 확인한다. 혈액이나 농, 혈성 점액, 묻어 나온 대변의 색 등을 보고 대장암이나 궤양성 대장염 등을 유추하고 이후의 검사, 즉 S상 결장경 검사나 대장내시경 검사 등이 필요한지 판단한다.

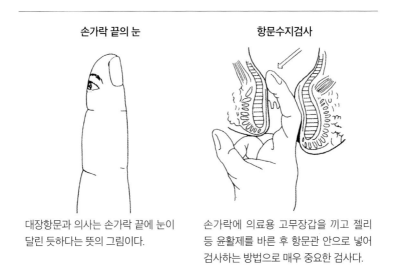

손가락 끝의 눈	항문수지검사
대장항문과 의사는 손가락 끝에 눈이 달린 듯하다는 뜻의 그림이다.	손가락에 의료용 고무장갑을 끼고 젤리 등 윤활제를 바른 후 항문관 안으로 넣어 검사하는 방법으로 매우 중요한 검사다.

▶ 항문수지검사

141

항문경 검사

항문관 안은 눈으로 살펴볼 수 없기 때문에 항문수지검사에 의존하는 경향이 크다. 하지만 반드시 눈으로 확인해야 할 경우가 있는데 그때 필요한 도구가 바로 항문경이다. 항문경의 종류에는 원통형, 2판형, 주걱형 등이 있으며 주로 사용하는 것은 원통형과 2판형이다.

항문경에 윤활제를 발라 조심스럽게 항문관 안으로 밀어 넣어 항문수지검사 시 이상을 느꼈던 부위를 눈으로 확인한다.

환자 입장에서는 도구를 항문으로 집어넣기 때문에 무척 아플 것 같지만, 실제로는 항문수지검사 때보다 편안하다.

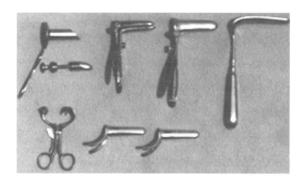

▶ 항문경

S상 결장경 검사(직장경 검사)

과거에는 사진과 같은 경성 S상 결장경 기구를 이용했지만, 최근에는 생리적 식염수로 관장한 후 대장내시경을 이용해 검사하고 있다. 보통 대장암은 60% 이상이 직장과 하부 S상 결장에 생긴다. 따라서 이 검사만으로도 직장암은 거의 100%, 대장암은 60% 정도 발견해낼 수 있다. 하지만 대장내시경에 비해 병변의 검출률이 떨어지는 단점이 있다. 최근에는 연성의 대장내시경으로 S상결장경검사를 하는 추세이다.

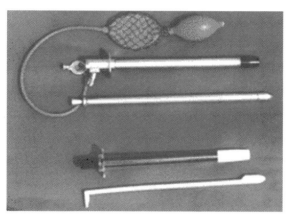

직장과 S상 결장은 대장암 등 대장질환이 가장 많이 생기는 부위다.
S상 결장경을 사용하면 눈으로 직접 볼 수 있다.

▶ S상 결장경

대장내시경 검사

대장내시경을 항문을 통해 대장으로 넣어 대장을 관찰하며, 검사 시 대장 용종(폴립)이 발견되면 즉각 떼어낸다. 대장암 조직검사 에도 활용한다. 대장암이나 궤양성 대장염 등 대장질환이 의심되 는 환자는 정확한 진단을 위해 반드시 거쳐야 할 검사다.

검사 전날 하제를 투여하거나 복용해 장을 깨끗이 비운 후 검 사를 실시하며, 소요 시간은 대략 5~20분 정도다. 검사 중 약간의 통증을 느낄 수 있지만, 미리 진정제나 진통제를 주사하고 수면 상태에서 검사하기 때문에 통증을 느끼는 일은 거의 없다.

대장내시경 검사가 필요한 경우

1. 진단
 • 분변 잠혈 반응에서 양성으로 나올 때
 • 대장조영술(대장 X선 검사)을 통해 대장암이나 대장염 등 병변이 보일 때
 • 하혈, 혈변 등 출혈 증상이 뚜렷이 나타날 때
 • 정기검진을 통해 대장암을 조기에 발견하고자 할 때
2. 수술 방식의 결정과 수술 여부를 판단할 때
3. 대장염의 경과를 관찰하고 치료 효과를 판정하고자 할 때
4. 대장 용종(폴립)의 제거와 지혈 등 대장과 관련된 모든 질환
5. 직계가족에 암이 있을 때

대장조영술(대장 X선 검사)은 일반적으로 간편하게 할 수 있는 검사지만 진단 정확성이 떨어져 정확한 진단을 하기 위해선 대장내시경 검사를 하는 것이 좋다.

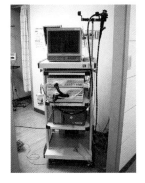
▶ 대장내시경 기기

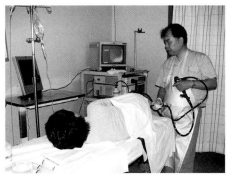
▶ 대장내시경 검사 장면

대장조영술(대장 X선 검사)

'바륨관장 대장촬영'이라고도 한다. 항문을 통해 바륨액을 대장에 집어넣은 후 X선 촬영을 하는 방법으로, 최근에는 대장내시경 검사로 대체되고 있다.

직장항문 초음파 검사

항문 안으로 초음파 프루브를 넣은 후 직장항문 주위의 이상 여
부를 초음파 모니터로 관찰하는 검사다. 직장암과 항문암에선 암
조직의 퍼진 정도, 항문주위농양에선 농양의 위치, 그 외에 치루
의 누관과 내구의 확인, 괄약근 손상 부위 등을 검사하는 데 효과
적이다.

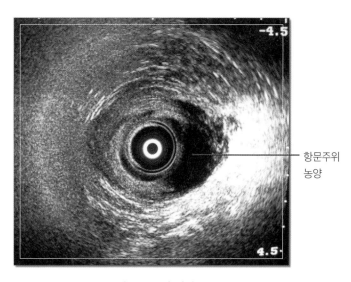

항문주위
농양

▶ 항문 초음파 검사

대장항문 생리기능 검사

원래 소아외과 영역으로, 선천성 거대결장증이나 쇄항(항문이 뚫어지지 않고 막혀 있는 질환) 등의 수술 후 항문 기능을 확인할 목적으로 발달한 검사다. 그러나 최근에는 변비, 과민성 장증후군, 변실금, 직장탈출증 등의 검사에 많이 응용되고 있다. 직장암일 때 괄약근 보존수술 후 검사를 할 때도 이용한다.

사실 과거에는 변비의 원인을 알 수 없었는데, 이 검사를 통해 변비의 원인, 분류 등을 알 수 있게 되었다. 최근 약 20년 동안 괄목할 만큼 진보했으며, 앞으로도 더욱 발전할 것으로 기대되는 분야다.

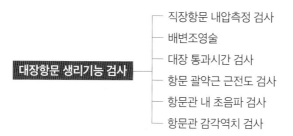

대장항문 생리기능 검사
- 직장항문 내압측정 검사
- 배변조영술
- 대장 통과시간 검사
- 항문 괄약근 근전도 검사
- 항문관 내 초음파 검사
- 항문관 감각역치 검사

직장항문 내압측정 검사

항문관의 안정 시 압력, 항문 괄약근의 수축 시 압력, 직장확장 감각역치와 직장 용량의 측정, 직장항문 반사작용 등을 조사하는

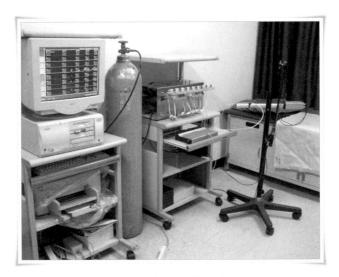

▶ **직장항문 내압측정기**

검사다. 만성변비, 변실금, 괄약근의 손상 부위와 정도를 알아보는 목적으로 사용한다. 항문수술 전 항문 기능부터 수술 후 배변 기능을 예상해 수술 방식을 정하는 데도 유용하다.

배변조영술

바륨액을 포도당과 섞어 대변과 같은 굳기로 만들어 직장에 넣은 후 실제 배변하는 과정을 X선 장치로 관찰하는 검사다. 배변 시 직장, 항문관, 골반 바닥의 움직임 등을 관찰해 배변장애의 원인을 찾는다. 직장류, 직장중첩증 등을 찾아내는 데 유용하다.

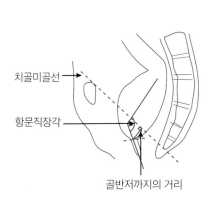

치골미골선

항문직장각

골반저까지의 거리

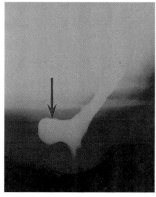

화살표 부분이 앞으로 밀려 나와 배변에 지장을 받는다.

▶ **항문직장각과 회음하강도 측정 방법**   ▶ **직장류 환자의 배변조영술 사진**

대장 통과시간 측정 검사

X선 사진으로 측정할 수 있는 조그만 링 20개가 들어 있는 캡슐을 먹인 후 시간 경과에 따른 움직임(대장에서의 위치, 배출 시간 등)을 조사하는 검사다. 캡슐을 먹은 후 5일 뒤에 X선 사진을 찍어 20%(4개) 이상 대장에 남아 있으면 변비로 간주한다.

남아 있는 분포가 전 대장에 걸쳐 있으면 대장무기력형 변비, 직장에만 있으면 직장항문형(출구폐쇄형) 변비 등으로 변별한다. 변비의 종류를 구별하는 데 가장 기본적인 검사 방법이다.

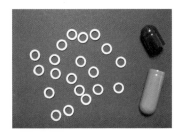

▶ 대장 통과시간 측정 표지자

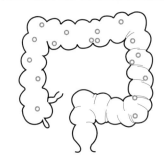

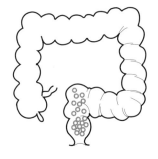

링이 직장에서 배출되지 못하고 있다.

▶ 대장무기력형 변비　　　　▶ 직장항문형(출구폐쇄형) 변비

항문수술 전 준비부터
수술 후 관리까지

수술 전 준비사항

수술이 결정되면 수술 준비 차원에서 항문질환 외의 증상과 합병증 유무 등을 조사하고, 혈액검사와 심전도, 혈압 측정 등 기본적인 검사를 진행한다. 이는 수술 중에 생길 수 있는 사고를 예방하기 위함이다. 예를 들어 심근경색을 앓고 있는 환자의 경우 검사를 통해 나타날 수 있는 증상을 미리 파악해두면 수술 시 갑작스레 일이 발생해도 쉽게 대처할 수 있다.

수술 전날에는 가볍게 저녁 식사를 하고 잠들기 전에 배변하는 것이 좋다. 입원할 때 필요한 물품은 수건과 칫솔, 치약 등 세면 도구 정도다. 그 외에 필요한 것은 거의 없다. 다만, 환자에 따라 혈압강하제 등 매일 복용해야 할 약이 있다면 잊지 말고 챙겨야 한다.

항문수술 전에 하는 일반적인 검사		
검사 종류	항목	목적
흉부 X선 촬영		심장, 폐의 질환 여부 및 기능검사
혈액 (CBC)	적혈구, 백혈구, 혈색소(Hb), 헤마토크리트	빈혈 유무
	혈소판, 출혈 시간, PT, PTT	출혈 경향
생화학	총단백, 알부민, 혈당, 총 콜레스테롤	영양 상태
	SGOP, SGPT, ALP, rGTP, LDH	간 기능
	크레아티닌(Cr), BUN, 전해질	신장 기능
	아밀라아제	췌장 기능
면역	B형 간염 항원항체, 매독검사	감염 유무
소변검사	당, 단백, 유로빌리루빈, 케톤체, pH, 잠혈	신장, 요로, 전신 질환
심전도		심장 기능

항문수술의 마취

항문수술의 마취 방법에는 보통 전신마취, 척수마취, 미추마취, 국소마취 4가지가 있다. 미국이나 영국 등 서구에서는 전신마취를 선호하는 편이다. 반면 일본에서는 척수마취를 애용하며, 우리나라는 주로 미추마취와 척수마취를 시행하고 있다.

전신마취

정맥에 마취주사를 놓거나 기화된 마취약을 흡입하는 방식이다. 수술 중 혈압, 맥박 등이 모니터에 나타나기 때문에 위험한 상황은 거의 없다. 단 간질환 환자나 고혈압, 폐질환, 심장질환이 있는 환자의 경우 사전검사를 충분히 한 다음 전신마취를 해야 한다.

척수마취

허리 부분, 즉 제3, 4 요추 사이나 제4, 5 요추 사이에 마취약을 주사하는 방법으로 항문 주위뿐 아니라 하반신 일대가 마취 범위에 해당한다. 전신마취에 비해 간단하며 간이 안 좋은 환자에게도 큰 부담 없이 사용할 수 있다. 부작용으로는 마취에서 깨어난 뒤 약간의 두통이 있을 수 있으며, 소변을 보는 데 어려움이 따를 수 있다.

안장마취는 척수마취의 일종으로 제3, 4 요추 사이나 제4, 5 요추 사이에 마취약을 주사하고 2분 정도 앉아 있으면 말을 탔을 때 안장이 닿는 부위, 즉 항문 부위만 마취된다. 이 마취법 또한 항문수술에 많이 이용된다. 소량의 마취약으로 마취가 가능하며, 부작용도 적은 편이다.

미추마취

경막외 마취의 일종으로, 항문수술에 많이 사용된다. 경막외 공간에 주사를 주입해 마취하는 방법이다.

국소마취

항문 주위에 4곳 정도를 선택해서 마취약을 주사하는 방법이다. 부작용이 적고 마취 효과가 좋지만, 주사를 맞을 때 약간의 통증이 있다. 그래서 최근에는 정맥마취를 가볍게 하여 수면상태에서 주사하고 있는데, 이럴 경우 통증이 거의 없다.

항문수술 후 나타날 수 있는 합병증

수술 후에는 두통, 출혈, 염증 등의 증상이 나타날 수 있으며, 피부꼬리와 항문협착이 발생할 수 있다. 증상은 대부분 금세 사라지지만, 피부꼬리와 항문협착은 외과적 처치가 필요하다.

두통

척추마취의 영향으로 두통이 일어날 수 있다. 특히 수술 후 3시간 정도 절대 안정을 취하지 않을 경우 나타나기 쉽다. 안정을 취하고 수분을 충분히 섭취하며 수액주사를 맞으면 점차 호전된다. 두통은 대개 수술 다음 날 생겼다가 6일째 없어진다.

출혈

수술 후 나타날 수 있는 합병증의 대표적인 증상 중 하나다. 수술 직후 생기는 급성 출혈과 수술 후 1~2주 후에 생기는 2차 출혈은 출혈량이 적으면 수분을 공급하면 되지만, 출혈량이 많은 경우 마취를 다시 한 후 봉합 결찰을 해야 한다.

감염

수술 부위에 염증이 생길 수 있다. 이는 체질적인 부분과 관계가 있다. 혹은 대변에 의해 오염되었을 때 발생하기도 한다. 수술 후 항생제를 사용하거나 수술 부위를 청결히 유지하면 금세 나을 수 있다.

피부꼬리

수술 후 피부꼬리가 생기는 경우도 종종 있다. 통증이 없는 피부꼬리는 그냥 두어도 상관없지만, 통증을 동반하는 피부꼬리의 경우 부분마취 하에 간단한 외과적 처치로 치유가 가능하다.

항문협착

항문이 좁아지는 항문협착증이 생길 수 있다. 이때는 항문을 넓히는 보존적인 처치나 수술이 필요하다.

항문수술 후 관리

수술도 중요하지만 수술 후 관리가 무엇보다 중요하다.

수술 당일

통증은 척수마취를 한 경우 3시간은 없다. 마취가 아직 덜 풀려 3시간 정도는 걸을 수 없고, 그 이후에는 걸을 수 있는데 화장실 가는 일을 제외하고는 침상에서 천장을 바라보며 똑바로 누워 있는 게 좋다. 수술한 항문 부위를 높게 해주면 더욱 좋다. 베개는 되도록 낮은 베개를 사용하고 허리에 베개를 대면 항문 부위를 높이는 데 도움이 된다.

수술 당일에는 소변보는 걸 힘들어하는 환자들이 많다. 항문을 조여주는 항문거근이 요도도 조여주는데, 항문이 아파 힘을 주면 항문거근이 수축해서 요도도 같이 영향을 받는 것이다. 소변이 잘 나오지 않을 때는 도뇨를 통해 빼내기도 하지만, 좌욕을 한 후 소변을 보면 효과가 있다. 대변을 보고 싶은 느낌이 자꾸 드는 환자도 많다. 이는 수술 후 항문이 부어서 받는 느낌으로, 마치 대변이 차 있는 것으로 뇌에서 착각하기 때문이다. 그러므로 수술 당일은 대변보는 걸 참는 게 좋다. 화장실에 가봤자 변은 나오지 않고 헛고생만 하기 쉽다.

수술 다음 날

수술한 다음 날도 되도록 침대에 누워 쉬는 것이 좋다. 수술 시 척추마취로 인해 뇌척수액이 주삿바늘을 통해 빠져나오면 두통을 유발할 수 있기 때문이다. 또한 상처에 거즈를 붙여 두어 이물감이 느껴지고 기분이 좋지 않을 수 있으므로 최대한 움직임을 줄이는 편이 좋다.

수술한 다음 날 아침부터는 일반 식사를 한다. 배변 시 통증이 두려워 식사를 하지 않거나 조금만 먹는 환자들이 있는데, 변의 양이 적으면 배변이 잘 안 되어 고통이 따를 수 있다. 그러므로 수분과 식이섬유가 많이 함유된 음식을 섭취해 변을 부드럽게 만들어야 한다. 배변을 원활하게 해야 배변 시 고통을 줄일 수 있다.

과거에는 온수 좌욕을 20분씩 하길 권유했으나 최근에는 금지하고 있다. 통증이 완화되지만 항문이 붓는 경우가 많기 때문이다. 배변 후 비데로 세척할 것을 권장하고 있다.

수술 후 2~3일째

수술 후 1~2일이 지나면 배변을 할 수 있다. 수술 다음 날부터 섬유소로 된 변완하제로 무타실산이나 콘실 등의 차전자피(질경이씨 껍질) 제품을 복용한다. 이때 배변이 부드러워지면 성공이다. 3일째가 되면 더욱더 적극적으로 배변을 해야 한다.

장운동에 의한 배변이 없으면 관장을 하기도 하지만, 수분을 충분히 섭취하고 변의가 있을 때 놓치지 말고 배변을 하는 것이 중요하다. 배변 후에는 비데나 샤워기를 이용해 상처를 청결하게 유지한다.

수술 상처는 봉합해도 배변 시 힘이 가해지면 벌어지기 쉬워 화장지에 한두 방울 정도 묻는 소량의 출혈이 있을 수 있다. 만약 다량의 출혈이 있으면 특별한 치료가 필요하다.

수술 후 7일째

수술 후 일주일 정도가 지나면 배변 횟수가 정상으로 돌아오고, 통증이나 출혈도 적으며 변이 통증 없이 부드럽게 나오기 시작한다. 단, 설사할 경우 즉시 치료해야 한다. 수술 창이 오염되어 회복이 늦춰질 수 있기 때문이다. 이때도 항상 항문을 청결히 유지해야 한다.

일주일 후

상처가 아물기 시작한다. 이 시기에 수술 시 봉합한 부위의 실이 녹거나 자연스레 떨어진다. 이때 드물게 굳은 대변이 상처를 자극해 갑자기 출혈을 하는 경우도 있으나 병원에서 링거 수액 주사를 맞고 휴식을 취하면 쉽게 멎는다. 출혈이 멎지 않을 경우 다시 출혈점을 봉합 결찰한다.

수술 후 통증

수술법의 급속한 발전 덕분에 예전처럼 수술 후 심한 통증을 호소하는 경우는 적다. 전신마취는 깨어난 후 곧 통증을 느끼지만 척수마취는 수술 후 몇 시간 동안은 통증이 없다.

　과거에는 6시간 간격으로 진통제를 맞았다. 하지만 주사를 맞은 후 한두 시간은 괜찮지만 이내 심한 통증을 호소하는 경우가 많았다. 그래서 요즘은 진통제가 소량씩 지속적으로 들어가 통증을 제어하는 지속적 통증 조절 펌프(PCA)를 사용한다.

간혹 진통제를 사용하면 상처의 회복이 늦어진다고 생각하는 사람이 있는데, 실제로는 아무런 상관관계가 없다. 그러므로 통증이 있으면 참지 말고 진통제를 맞거나 복용하는 것이 좋다. 몸에 힘을 빼고 편안한 자세로 누워 재미있는 책을 보거나 좋아하는 음악을 듣는다면 통증도 한결 가벼워질 것이다.

배변은 이렇게

배변은 되도록 수술한 다음 날부터 하길 권한다. 물론 당일에도 가능하지만, 수술 당일은 항문이 부어서 직장에 대변이 없어도 변의를 느끼는 경우가 많다. 배변을 여러 번 시도해도 대개 배변에 성공하지 못하므로 되도록 참자.

배변 자세는 너무 힘이 들어가지 않는 편안한 자세가 좋다. 수술 부위가 터질까 걱정이 되어 쪼그리고 앉는 환자들이 있는데, 오히려 이 자세를 취하면 변이 수술 부위를 자극한다.

변이 수술 부위에 묻으면 통증이 더욱 심해지므로 배변 후에는 반드시 비데를 한다. 비데를 사용하거나 따뜻한 물이 나오는 샤워기로 항문 주위를 깨끗이 씻어낸다. 물기를 닦을 때는 수술 부위가 다치지 않도록 부드러운 수건으로 조심스레 닦거나 드라이기로 건조시킨다. 수건을 사용할 때는 항상 깨끗이 소독해 다른 세균에 의해 감염되지 않도록 각별히 신경 써야 한다.

첫 배변 시에는 통증을 느낄 수 있으므로 용변 보기 30분 전에 진통제를 먹고 용변을 보는 것도 좋다.

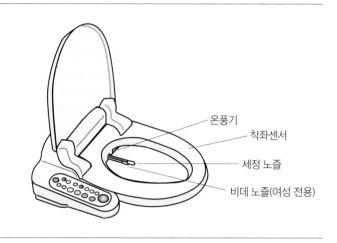

온풍기
착좌센서
세정 노즐
비데 노즐(여성 전용)

▶ 비데

식사와 운동

수술 후 배변 시, 특히 첫 배변을 할 때 약간의 통증이 따른다. 통증을 완화하려면 부드러운 변을 봐야 하고, 그러기 위해서는 식사를 어떻게 하는가가 매우 중요하다.

수술 당일은 수술과 마취로 인한 스트레스로 식욕이 없는 환자

항문수술 후 첫 배변 가이드

1. 변을 쉽게 보기 위해 진통제 복용하기

진통제는 복용 후 30분 이후부터 효과가 가장 잘 나타나므로 식사 시간에 관계없이 자신의 배변 시간 30분 전에 한 잔 이상의 물과 함께 복용한다. 참고로 수술 후 환자들의 배변 시간은 57%가 아침 식사 30분 전후다.

진통제를 먹고 1시간이 지나도 통증이 없어지지 않을 때는 1정을 더 복용한다.

2. 수술 후 2일 이내에 배변하기

환자의 95%가 수술 후 이틀째까지 모두 배변을 한다. 2일 내에 배변할 수 있도록 노력하자.

3. 아침마다 하제 1포씩 섭취하기

수술 다음 날부터 하제를 아침마다 1포씩 먹는다. 단, 변비가 있어 변이 단단한 사람은 2포씩 섭취한다.

4. 2일 후에도 배변하지 못할 경우 관장하기

수술 후 2일이 지나도 변이 소량밖에 나오지 않거나 계속 항문 내에 남아 있는 느낌이 들 때, 또는 도저히 자력으로 배변할 수 없을 때는 좌약 관장이나 액체 관장을 해야 하므로 조속히 병원에 알린다.

5. 충분히 배변하기

변을 충분히 보지 않아 항문 내에 남아 있으면 통증이나 출혈이 심해지고 항상 거즈에 변이 묻게 된다. 따라서 충분히 배변하도록 노력한다.

들이 많다. 죽 정도가 적당하며 양은 평소의 80% 정도가 좋다. 수술 다음 날부터는 정상적인 식사가 가능하다. 주로 섬유질이 풍부한 음식을 섭취하며, 지나치게 매운 음식을 제외하고 적당한 향신료는 무방하다.

걷기는 수술 다음날부터 해도 좋고 헬스도 약 2주간은 안하는 것이 좋다.

골프, 등산, 수영, 조깅 같은 운동은 수술한 날로 4주 후부터 가능하다. 장시간 운전은 수술 부위를 고려해 의사와 상의하는 것이 좋다. 단, 자전거는 항문에 부담을 많이 주기 때문에 원칙적으로 수술 부위가 완전히 나을 때까지는 금하는 것이 좋다.

퇴원 후 생활지침

퇴원할 때 병원에서 '퇴원 후 환자의 일상생활을 위한 지침서'를 주거나 설명해주는데, 참고하면 이후 항문질환 예방에 많은 도움이 된다.

퇴원 후 약 한 달간은 1주일에 1~2번 정도 외래를 방문해 진료를 받아야 한다. 외래에서는 수술 후 회복 상태를 진찰하고 증상에 따라 투약을 하며 생활습관을 점검해준다. 배변습관은 어떤지, 일상생활 중 항문에 부담을 주는 일은 없는지, 통증은 없는지, 항문에 부기는 없는지 등을 점검한다.

또한 대개의 병원은 환자가 퇴원하더라도 긴급 시 언제든 연락이 가능하도록 24시간 연락망을 갖추어 놓고 있다. 따라서 환자는 생활하다 조금이라도 수술 부위에 이상 징후가 보이면 병원으로 연락해 상담하고, 출혈이 심할 경우 아무 때나 병원을 방문해 처치를 받아야 한다.

항문질환은 조심하지 않으면 언제든 재발할 수 있는 질환이다. 수술로 완치가 되었다 하더라도 방심은 금물이다. 올바른 생활습관을 몸에 익히는 일, 이것이야말로 항문질환으로부터 해방될 수 있는 길임을 알고 건강한 삶을 위해 노력해야 한다.

퇴원 후 관리 방법

1 입원 기간은 화장실에 설치된 비데를 이용하고, 퇴원 후 가정에 비데가 없는 경우 샤워기로 항문을 가볍게 세정한다.

2 수술 후 처음 변을 볼 때는 직전에 비데를 하면 배변하는 데 좋다. 변을 본 후에도 반드시 비데를 하여 세정을 하고 충분히 건조한 후 연고를 바른다.

3 수술 후 변을 볼 때 소량의 출혈이 있을 수 있다. 정상적인 반응이므로 걱정하지 않아도 된다. 단, 출혈량이 많을 경우 간호사에게 알려야 한다.

4 제공하는 약에는 변비 완화제가 처방되어 있어 설사를 할 수 있다. 설사의 정도에 따라 심한 경우 간호사에게 알린다.

5 항문수술 부위에서 한동안 진물이 나오지만 걱정하지 않아도 된다. 거즈나 생리대를 대고 있으면 된다.

6 수술 후에도 한동안 항문이 부어 돌출된 것처럼 보이지만 시간이 지나면 정상적으로 되돌아온다. 걱정하지 않아도 된다.

7 퇴원 후에는 변비가 생기지 않도록 주의하고, 이후 배변은 5분 이내로 끝내는 습관을 들여야 한다.

8 배변 시 3~5분 이상 앉아 있지 않도록 주의한다.

9 수술 후 대개 7~10일간은 배변 시 통증이 있을 수 있으며, 분비물도 지속될 수 있다.

10 무통주사가 끝나면 통증을 느낄 수 있다. 처방된 약의 진통제로 통증 조절이 되지 않을 경우 개인적으로 진통제를 더 복용해도 된다. 경구 진통제로 조절이 되지 않을 때는

병원에서 진통제 주사를 맞는 것이 좋다.

11 수술 부위를 봉합한 실은 수술 후 2개월 정도 경과하면 저절로 녹고 일주일 후에는 풀릴 수 있는데 그때 간혹 약간의 출혈이 있을 수 있다. 단, 다량의 출혈이 있을 때는 반드시 외래로 내원해 진료를 받아야 한다.

12 수술 후 일주일 정도는 안정을 취하는 것이 좋다. 오래 앉아 있거나 오래 걷는 행동은 수술 후 회복에 지장을 줄 수 있으므로 가급적 삼간다.

항문질환의
기초

비데의 어원은 조랑말

'비데'라는 말은 15세기경 프랑스의 귀족사회에서 기르던 애완용 조랑말을 지칭하는 단어였다. 16세기에 들어 온수를 담아놓고 뒤처리를 하던 도기 제품에 이 이름을 붙여 지금까지 사용하고 있다. 비데를 이용할 때의 모습이 말에 올라탄 듯 보여 이런 이름을 붙인 모양이다. 비데는 십자군 원정에서 예루살렘으로 돌아오는 길에 중세 프랑스 기사들에 의해 발명되었다고 한다.

오랫동안 말을 타고 이동하다 보니 기사 4명 중 한 명은 치질을 앓았다. 증세가 심각한 경우 손을 이용해 뒤를 닦기란 보통 고통스러운 일이 아니었을 것이다. 더군다나 현대와 같이 부드러운 휴지가 있었던 시대도 아니니 말이다.

기록에 의하면 비데는 루이 14세 때 처음 등장했다. 귀족들이 성관계 전후 생식기를 세척하기 위해 고안한 것으로 추정하고 있다. 피임기구로 사용했다는 설도 있다. 그 후 비데는 용변 후 생식기와 항문 주변을 닦는 장치로 사용되고 있다.

    기구 중앙부에서 적정 온도의 온수가 분출되어 국부를 세척하는 비데는 치질 예방에 탁월한 효과가 있다. 분출된 온수는 항문 주위의 혈액 흐름을 원활하게 만들어 치핵을 예방한다. 양치질 후 물로 입을 세척하듯이 항문도 물로 세척하는 것이 가장 청결한 방법이다.

항문과
입의 관계

모든 사물의 처음과 끝은 서로 통한다. 소화기관도 처음과 끝인 입과 항문이 서로 통하며 생김새나 구조적 측면에서 사뭇 비슷한 부분이 많다. 입은 피부에서 점막으로 이행하지만 항문은 점막에서 피부로 이행한다.

또 입에 입술이 있듯 항문에도 입술에 해당하는 항문쿠션조직이 있으며, 입에 치아가 있듯 항문에도 치상선이 있다.

모양이 비슷할 뿐 아니라 항문은 입만큼 중요하다. 그러나 입을 다루는 치과대학은 있어도 아직 항문대학은 없다. 그만큼 항문은 중요도에 비해 대접을 받지 못하고 있는 것이 사실이다.

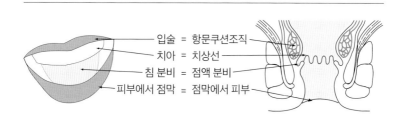

입술 = 항문쿠션조직
치아 = 치상선
침 분비 = 점액 분비
피부에서 점막 = 점막에서 피부

▶ **항문과 입의 유사성**

항문의
구조와 기능

'항문肛門'이라는 단어는 한자로 '똥구멍 항肛'자와 '문 문門'자가 합쳐진 말이다. 우리 몸 안에서 소화·흡수되고 남은 음식물의 찌꺼기를 변과 가스의 형태로 배출하는 기관(문의 역할)이 바로 항문이다.

항문은 알고 보면 무척 복잡하고 섬세한 구조로 되어 있다. 밖에서 보면 국화 문양을 하고 있고, 사방으로 주름이 잡혀 있다. 항문관의 길이는 대략 3~4cm 정도다.

엄마의 자궁에 착상된 태아가 8~9주 정도 지나면 장에서 내려온 부분과 항문 쪽 피부에서 올라간 부분이 만난다. 이렇게 항문

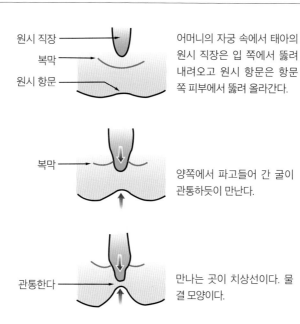

원시 직장

복막

원시 항문

어머니의 자궁 속에서 태아의 원시 직장은 입 쪽에서 뚫려 내려오고 원시 항문은 항문 쪽 피부에서 뚫려 올라간다.

복막

양쪽에서 파고들어 간 굴이 관통하듯이 만난다.

관통한다

만나는 곳이 치상선이다. 물 결 모양이다.

직장

치상선

항문관

▶ **항문의 발생**

관이 뚫릴 때 양 끝에서 관통해 만난 부분을 '치상선'이라고 부른
다. 치아의 모양처럼 울퉁불퉁해 붙여진 이름이며, 보통 항문의
입구에서 약 1.5cm 위에 자리 잡고 있다. 이 치상선을 경계로 윗

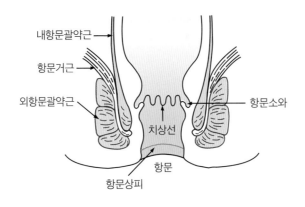

부분은 대장과 같은 자율신경의 지배를 받아 통증을 거의 느낄 수 없다.

반면 치상선 아랫부분은 피부와 같이 지각신경(체신경) 하에 있어 통증에 민감하다. 이처럼 항문에는 2개의 서로 다른 신경계가 교차하고 있다. 치질이 어느 부위에 생기는가에 따라 통증 등 증상이 다른 이유가 바로 여기에 있다.

또 치상선 주변에는 '항문소와'라고 부르는 오목하게 파인 부분이 있다. 항문소와와 연결되어 있는 항문샘에서는 대변이 나올 때마다 윤활액 역할을 하는 점액이 분비되어 변이 항문관을 수월하게 통과하도록 도와준다.

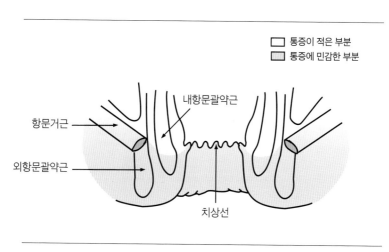

내항문괄약근

항문거근

외항문괄약근

치상선

□ 통증이 적은 부분
▨ 통증에 민감한 부분

▶ **항문에서 통증이 적은 부분과 민감한 부분**

항문관을 조여주는
2개의 괄약근

사람은 때와 장소를 가려 변을 본다. 만약 자기 자신의 의지와 무관하게 변이 아무 때나 흘러나온다면 이는 변실금이라는 심각한 질환이다. 인체에는 변이나 가스의 배출을 조절할 수 있는 기능을 가진 기관이 있다. 치골직장근과 항문을 둘러싸고 있는 2개의 근육, 즉 내항문괄약근과 외항문괄약근이다.

내괄약근은 점막 근처에 자리 잡고 있는 불수의근이다. 다시 말해 내 의지대로 움직일 수 있는 근육이 아니다. 자율신경에 의해 지배되는 근육이기 때문에 나의 의사와 상관없이 일정한 힘으

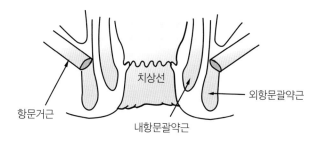

치상선

외항문괄약근

항문거근

내항문괄약근

▶ 내항문내괄약근과 외항문괄약근

로 항문을 닫는 역할을 한다. 잠에 들어 의식이 없는 중에도 변이 나오지 않는 이유는 내괄약근이 제 역할을 하고 있기 때문이다. 내괄약근은 힘은 약하지만 지속적으로 항문을 조여주며 항문압의 70~80%는 내괄약근에 의해 유지된다.

　반면 외괄약근은 내괄약근의 외부에 자리 잡고 있는 수의근이다. 내 의지에 따라 수축이 가능한 지각신경(체신경) 지배하의 근육이다. 대변이 급히 마려워도 어느 정도 참을 수 있는 이유는 이 외괄약근이 있기 때문이다. 외괄약근은 강력한 힘을 낼 수 있으나 쉽게 피로해져 1분 정도 지나면 힘이 빠진다.

대장은
이렇게 생겼어요

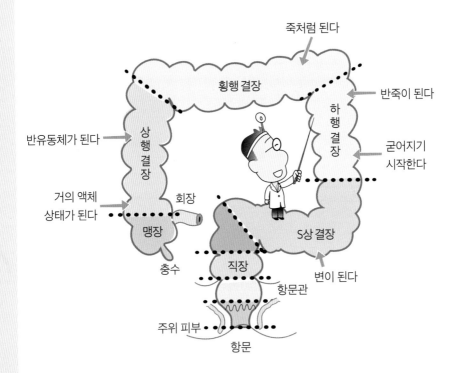

죽처럼 된다

횡행 결장

반죽이 된다

하행 결장

반유동체가 된다

상행 결장

굳어지기 시작한다

거의 액체 상태가 된다

회장

맹장

S상 결장

충수

직장

변이 된다

항문관

주위 피부

항문

음식물의
소화 단계와 통과시간

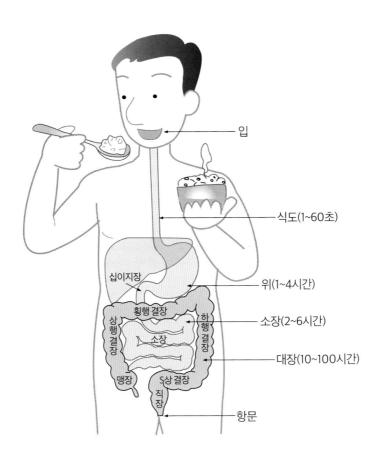

입

식도(1~60초)

십이지장

횡행 결장

상행 결장

소장

위(1~4시간)

하행 결장

소장(2~6시간)

대장(10~100시간)

맹장

S상 결장

직장

항문

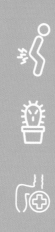

그 밖의
대장항문질환

로마교황과 종교개혁가 루터는
동병! 상련?

1517년에 로마교황이 인가한 면죄부의 종교적 효력을 비판한 '95
개조' 논제를 발표하면서 종교개혁의 단서를 제공한 루터는 프로
테스탄티즘의 수립자로 유명하다. 신부의 몸으로 종교개혁에 앞
장서고 수녀와의 결혼으로 당시 로마교황청을 혼란의 도가니로
몰아넣은 루터도 평생 치질로 고생했다.

　루터는 미식가이며 대식가로, 먹는 것을 인생 최고의 즐거움으
로 여기는 인물이었다. 게다가 독일인답게 맥주를 좋아해 위궤양
이 있음에도 불구하고 술을 담은 커다란 통을 몇 통씩 비웠다고
한다. 루터가 주로 소화기질환과 치질로 고생한 이유는 음식을
절제하지 못한 것에서 찾을 수 있다.

　한편 루터가 '95개조'를 발표할 당시 로마교황인 레오 10세 역
시 치질을 앓고 있었다. 학자적인 인물로 자유로운 사고방식을
가진 교황은 메디치가의 사람이었다. 정적이었던 알폰소 페르루
치는 교황을 암살하기 위해 갖가지 방법을 모색했다. 그러다 교

황이 치질을 앓고 있다는 사실을 알고 베르첼리 출신의 돌팔이 의사와 음모를 꾸몄다. 치질 부위에 독이 든 반창고를 붙여 죽이려는 계획이었는데, 사전에 발각되어 실행하지 못했다.

교황과 루터는 로마교황이라는 입장과 종교개혁가라는 입장에서 팽팽히 맞선 관계였다. 교황 레오 10세는 루터의 종교개혁안에 강력히 반대하는 편을 들어 루터를 가톨릭 신부의 지위에서 파문한다. 같은 병을 앓아도 서로의 아픔을 알아주기에는 너무 다른 입장이었다.

변비

새로운 환경이나 여행 등으로 갑자기 변비가 생겼을 때 그 괴로움은 말로 설명할 수 없다. 아랫배가 묵직하고 몸이 찌뿌둥하며 컨디션이 떨어진다.

쾌변은 건강의 중요한 요소 중 하나다. 변비로 엄청 고생하던 한 여성이 찾아와 변비만 해결할 수 있다면 수술을 포함한 어떤 치료라도 받겠다며 애원하던 모습이 눈에 선하다. 그만큼 변비는 당사자에겐 괴롭고 불편한 질환이다.

변비란 무엇인가?

변비란 장내에 대변이 비정상적으로 오래 머물러 있는 상태로, 일주일에 3회 미만으로 배변할 때 변비라 한다. 내가 변비인지 체크리스트로 한번 확인해보자.

나도 변비일까?

☐ 1주에 3회 미만 배변

☐ 하루에 본 대변의 양이 35g 이하(보통은 200g 이상)

☐ 배변할 때 끙끙 힘을 써야 배변이 되는 경우가 4회 중 1회 이상

☐ 대변이 굳게 나오는 경우가 4회 중 1회 이상

☐ 배변이 끝난 후에도 여전히 변이 남아 있는 듯한 느낌, 즉 잔변감을 느낄 때가 4회 중 1회 이상

5가지 항목 중 2가지 이상의 항목이 3개월 이상 지속된다면 만성변비라 할 수 있다. 전체 인구의 2% 이상이 3개월 이상 만성변비로 고생하고 있으며, 여성이 남성보다 3~4배 많고, 고령일수록 점점 증가한다.

변비의 종류

변비는 갑작스레 발생하는 급성변비와 장기간에 걸쳐 지속되는 만성변비로 나누어진다.

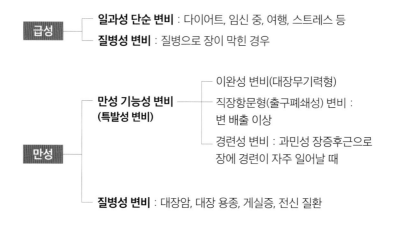

급성
- **일과성 단순 변비** : 다이어트, 임신 중, 여행, 스트레스 등
- **질병성 변비** : 질병으로 장이 막힌 경우

만성
- **만성 기능성 변비 (특발성 변비)**
  - 이완성 변비(대장무기력형)
  - 직장항문형(출구폐쇄성) 변비 : 변 배출 이상
  - 경련성 변비 : 과민성 장증후근으로 장에 경련이 자주 일어날 때
- **질병성 변비** : 대장암, 대장 용종, 게실증, 전신 질환

급성변비

급성변비는 다이어트, 스트레스, 임신 등으로 인해 일과성으로 단순 변비가 생기거나 장이 막히는 등 질병에 의해 생긴다.

일과성 단순 변비

식사량이 충분치 않거나 수분을 적게 섭취하는 경우, 여성이 임신 중인 경우, 월경 전에 황체호르몬(프로게스테론)의 영향으로 변

비가 생긴다. 여행을 하거나 생활환경이 변했을 때, 스트레스를
받거나 운동 부족일 때, 아편 제제 같은 약을 먹었을 때도 생긴
다. 이러한 단순 변비는 원인만 제거하면 곧 치료된다.

질병성 변비

대장암, 장 유착 등으로 장이 막히는 것처럼 질병에 의해 생기는
변비다. 보통 심한 복통과 구토가 있으며, 배가 불러온다.

만성변비

만성변비에는 장 기능이 저하되어 생긴 기능성 변비와 질병으로
생긴 질병성 변비가 있다.

만성 기능성 변비(특발성 변비)

장 기능이 어떤 원인으로 저하되면서 생기는 변비다. 만성 기능
성 변비에는 이완성 변비, 직장항문형 변비, 경련성 변비 세 가지
가 있다.

- **이완성 변비** : 대장무기력형 변비로, 장의 연동운동이 원활하지
  않아 대변을 내보내는 힘이 약해져서 생긴다. 고령자나 대장이
  길고 늘어진 사람, 반복된 출산으로 복근이 이완된 여성에게 잘

생긴다.

- **직장항문형 변비** : 출구폐쇄형 변비라고도 한다. 직장탈출증, 직장질벽 이완증, 골반저 하강증후군, 직장항문 반사운동 등 변이 배출되는 기능에 이상이 있을 때 생긴다.
- **경련성 변비** : 이완성 변비와 반대로 장의 연동운동이 지나치게 활발한 것이 원인이다. 장이 경련을 일으켜 변이 통과하기 어려워지면서 발생한다. 과민성 장증후군일 때 생긴다.

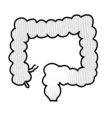
정상적인 대장

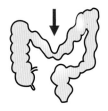
이완성 변비는 장이 늘어져 있다.

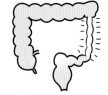
대장이 경련을 일으켜 좁아지면 대변이 통과하지 못한다.

▶ **경련성 변비**

질병성 변비

질병이 원인이 되어 변비가 생긴 경우다. 다음과 같이 4가지로 크게 나누어진다.

- **대사 및 내분비 장애** : 장운동 장애를 초래해 변비가 생긴다. 대표적으로 당뇨병, 갑상선 기능장애, 뇨독증, 저칼륨증, 고칼슘증, 갈색종 등이 있다.
- **신경조직 장애** : 장 근육에 분포되어 있는 신경조직의 장애로 장운동 장애나 항문 괄약근 조절 기능 이상을 초래해 변비가 생긴다. 뇌종양, 척수 손상, 자율신경 질환 등이 대표적이다.
- **근육 기능 약화** : 대변을 볼 때 복압은 중요한 역할을 한다. 폐기종으로 인한 복벽 운동 장애, 배의 근육 약화 등이 있을 때 변비가 생길 수 있다.
- **장관 폐쇄** : 대장암, 장협착증, 궤양성 대장염, 과민성 장증후군, 선천성 거대결장 등의 질병으로 변비가 생긴다.

변비의 원인

변비의 원인은 다양하다. 질병이 아닌 일반적인 변비는 대개 잘못된 습관이 원인인 경우가 많다. 화장실에 가고 싶을 때 참거나, 아침 식사를 거르거나, 물을 잘 마시지 않을 때 변비가 발생한다. 여성호르몬 중 황체호르몬이 활발해질 때도 변비가 생기며, 고령이 될수록 대장 활동이 저하되면서 변비가 나타나기도 한다.

변의 묵살(화장실에 가고 싶을 때 참는 행동)

대변을 보고 싶을 때 시간이 없거나 배변할 여건이 안 되어 배설을 참게 되면 배변 리듬이 흐트러진다. 이런 상황이 반복되면 장 내에 변이 차 있다는 것을 느끼는 감각이 둔해지면서 변비가 생긴다.

아침 식사를 하지 않는 습관

아침 식사를 하지 않으면 위·대장 반사운동이 일어나지 않아 배변이 어려워진다.

식물섬유의 부족

버키트Burkitt라는 의사의 주장에 따르면 육식을 주로 하는 서구인들은 곡물과 채소 섭취량이 적어 대변의 양도 적다. 이로 인해 변비와 대장암이 많다고 한다. 반면 아프리카인은 채소나 곡물 위주로 식사를 해 대변의 양이 많아 변비와 대장암의 발생률이 낮다.

수분 부족

보통 정상적인 변은 70%의 수분을 포함하고 있다. 따라서 수분을 충분히 섭취하지 않아 이보다 수분이 적으면 변이 굳어져 배변하기가 힘들어진다.

운동 부족

운동이 부족하면 장에 자극을 덜 주어 장의 연동운동이 감소할 뿐 아니라 복부 근육이 약해지고 장이 늘어지게 된다. 복부 근육이 약해지면 배에 힘을 주어 대변을 내보내는 힘이 약해진다. 이것이 변비의 요인으로 작용한다.

정신적 요인

대장운동은 자율신경의 영향 하에 있다. 자율신경은 인간의 감정과 밀접하게 연관되어 있어 환경이 변하는 등 정신적인 스트레스를 받거나 긴장을 하면 자율신경의 부조화로 대장운동의 리듬이 흐트러져 변비가 생길 수 있다. 이럴 때는 복식호흡(심호흡)을 통해 마음의 안정을 찾는 것이 중요하다.

여성호르몬 과다 분비

여성은 남성에 비해 변비가 3~4배 많다. 여성호르몬 중 황체호르몬(프로게스테론)은 대장의 연동운동을 억제한다. 따라서 여성의 경우 황체호르몬이 활발해지는 임신 중이나 배란일(월경 시작부터 대개 14일)부터 월경 전까지는 변비가 심해질 수 있다.

고령자

나이가 들수록 근육이나 신경이 약해져 대장의 활동이 저하된다. 소화가 잘되지 않아 식사량이 줄고, 거친 음식보다 이미 가공된 부드러운 음식을 선호한다. 그러나 가공된 부드러운 음식에는 식물성 섬유소가 적게 함유되어 있다. 또한 심장이 약해지면서 수분 섭취가 줄어드는 것도 변비의 요인이 된다.

변비의 진단

변비 진단에는 10가지 정도의 검사 종류가 있다. 환자의 상태에 따라 진단 검사는 달라질 수 있다.

문진

언제부터 변비가 생겼는지, 며칠에 한 번 배변하는지, 대변이 어떤 상태인지(굳기, 색, 양), 배변 후 잔변감이 있는지, 배변 시 복통이나 통증이 있는지, 배변 시 출혈이 되는지, 설사약을 복용하는지, 치질이 있는지 등을 환자에게 직접 물어 진단한다.

복부 촉진

복부에 이상한 팽창이나 응어리가 없는지, 눌러서 아픈 곳은 없는지, 대변이 복부에 정체되어 있는지 등을 손으로 만져 진단한다.

항문수지검사

항문 괄약근이 꽉 조이는지, 직장 내 대변이 있는지, 색이나 굳기가 어떤지, 응어리가 만져지는지 검사한다.

항문경, S상 결장경, 대장내시경 검사

대장의 질환 여부를 확인하는 검사다. 이때 장점막이 검게 변색되어 있으면 변비약을 장기간 사용한 것을 의미한다.

대장조영술, 복부 단순 X선 촬영

장의 점막 상태를 점검하는 검사다.

혈액검사 및 변 잠혈검사

간 기능 검사, 전해질, 칼슘, 인, 신장 기능 검사(BUN, Cr) 등을 한다.

대장 통과시간 측정 검사

X선 상에 나오는 조그만 링 20개가 담긴 캡슐을 환자에게 먹인

후 대장에서 통과되는 과정을 조사하는 검사다. 캡슐을 먹은 지 5일 후에 20%(4개) 이상 장에 남아 있으면 변비다. 남아 있는 분포가 전 대장에 걸쳐 있으면 대장무기력형, 직장에만 있으면 직장항문형(출구폐쇄성) 변비로 구분한다. 변비의 종류를 구별하는 데 사용하는 가장 기초적인 검사 방법이다.

직장항문 내압측정 검사

항문관 내의 압력 측정, 직장항문 반사운동의 유무, 얼마만큼의 대변을 참을 수 있는지 확인하는 직장 순응도 검사를 한다. 숄러 Shouler 박사는 변비가 있는 사람은 정상인에 비해 배변을 볼 때 항문압이 2배 정도 높다고 발표했다.

배변조영술

변의 굳기와 비슷한 반고형성의 조영제를 직장에 넣어 실제 변을 보게 하면서 직장항문의 각도, 배변 과정을 관찰한다. 직장류, 직장중첩증 등을 진단할 수 있다.

근전도 검사

신경계통의 이상 유무를 검사한다.

변비의 치료

변비는 대개 생활습관을 바꾸는 방법으로 치료한다. 잘못된 식습관과 생활습관만 바로 잡아도 변비가 어느 정도 개선된다. 변비 치료에서 가장 중요한 건 약물요법이나 수술이 아니다. 식이요법, 적절한 운동, 정서적 안정 그리고 올바른 배변습관이다.

생활요법

일찍 자고 일찍 일어나는 규칙적인 생활, 스트레스를 덜 받는 생활 등 안정된 생활을 한다. 올바른 생활습관만 가져도 변비가 자연스레 개선된다.

배변습관

올바른 배변습관은 변비를 개선하는 데 아주 중요하다. 아침에 일어나자마자 물이나 우유를 한 컵 마시고, 아침 식사를 꼭 한 후 식후에 변의가 있든 없든 배변을 시도한다. 자는 동안 비어 있던 위에 음식물이 들어가면 대장이 수축해 변의를 일으킨다. 이른바 위·대장 반사운동으로, 보통 아침 식사 후 가장 활발하다.

식생활의 조절

변비는 식이요법이나 식단에 주의만 기울여도 해결될 수 있다. 변비를 만드는 식생활을 하고 있는지 스스로 점검해보고, 변비가 있다면 다음과 같은 식이요법을 시도해야 한다.

- **식물성 섬유소를 많이 섭취한다** : 식물성 섬유소는 수분을 충분히 흡수해 대변을 부드럽게 만든다. 대변의 양을 많게 할 뿐 아니라 발암물질을 흡착해 대변과 함께 배출하므로 대장암 예방에도 효과적이다.
- **물을 많이 마신다** : 물을 적게 마셔 체내에 수분이 부족하면 변비가 생긴다. 신장병이나 심장병이 있는 사람은 물을 많이 섭취하는 게 부담이 될 수 있지만, 건강한 사람의 경우 하루에 8컵 이상 물을 마시는 것이 좋다.
- **장에 나쁜 음식을 피한다** : 조미료, 향신료, 농도가 진한 고깃국물, 생선 국물, 설탕이 다량 함유된 음식 등은 장의 운동을 저하시켜 변비를 유발한다. 방부제, 착색제, 감미료가 보태진 가공식품도 변비를 부른다. 커피, 홍차, 진한 녹차 등 카페인이 많은 차도 주의해야 하며, 담배와 술은 하지 않는다.

운동과 스트레칭

대장의 연동운동은 복부를 자극하면 활발해진다. 운동과 스트레칭 등으로 복부의 근육을 강화하면 배변을 하는 데 도움이 된다. 특히 이완성 변비나 경련성 변비 환자의 경우 복부 마사지를 자주 하면 쉽게 변비를 치료할 수 있다.

• **복부 두드리기** : 발을 어깨너비로 벌리고 무릎을 약 20도 구부린 기마자세에서 양손에 힘을 빼고 손바닥으로 복부를 철썩철썩 두드리거나, 주먹을 쥔 손의 아래쪽으로 복부를 부드럽게 친다. 하루에 약 500회씩 하면 복근이 단련되고 장에 적당한 자극을 줄 수 있다.

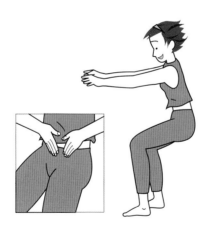

• **복부 마사지** : 손바닥으로 배의 우측 하복부에서 시계 방향으로 돌리며 30회 문지른다. 이 방향으로 마사지하는 이유는 대장이 우측

에서 시작해 좌측으로 가기 때문이다. 소장의 운동을 일으키는 기점은 십이지장에 있으며, 대장이 연동운동을 시작하는 기점은 횡행 결장의 중간 부분(캐논의 점Cannon's Point)에 있다. 따라서 상복부에서 시작해 중복부, 하복부로 내려가면서 마사지하면 이곳을 자극할 수 있다. 상복부, 중복부, 하복부를 각 5분씩 마사지하는 것이 좋으며, 아침에 한다면 물을 한 컵 마시고 시작하는 게 좋다.

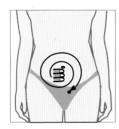 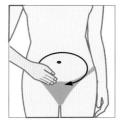 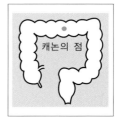

관장

변비가 심해져 돌같이 단단한 대변이 항문 입구인 직장을 꽉 막고 있다면 관장을 하거나 비닐장갑을 끼고 손가락으로 직접 변을 파내야 한다. 특히 노인의 경우 3~4일 동안 대변을 보지 못하면 변을 파내야 한다.

관장은 효과가 빠르나 습관성이 될 수 있으므로 필요한 경우에만 이용한다. 관장의 종류에는 항문에 넣는 성분에 따라 생리적

식염수 관장, 비눗물 관장, 글리세린 관장 등이 있다.

하제 사용

가능하면 앞의 방법으로 배변하는 것이 좋지만, 그래도 안될 경우 하제를 사용할 수밖에 없다. 최대한 인체에 해롭지 않거나 덜 해로운 것을 사용해야 하므로 하제의 특성에 대해 알아둘 필요가 있다. 일반적으로 자극성 하제보다 팽창성 하제나 비자극성 하제를 이용하는 것이 안전하다.

- **팽창성 하제** : 하제라기보다 일종의 식품에 가깝다. 섬유소를 많이 함유해 수분을 약 30배까지 흡수하기 때문에 대변을 부드럽게 만들고 대변량을 많게 한다. 장기간 사용해도 부작용이 없다. 하지만 장이 막히거나, 장에 좁아진 부위가 있는 협착이나 궤양이 있다면 주의해서 사용해야 한다.
  차전자피, 즉 질경이씨 제품이 주류를 이루며, 합성 제품인 메틸셀룰로스, 카라야 등이 있다. 시중에는 뮤타실, 콘실, 시리움덱스, 콜론 화이버 등이 판매되고 있다. 복용 후 24시간 뒤에 효과를 볼 수 있으며, 수분을 많이 섭취해야 효과가 좋다.
- **염류하제** : 비자극성 하제로 산화마그네슘, 수산화칼슘, 구연산마그네슘, 마크롤 등이 이에 속한다. 마그네슘 제제는 소장에

서 흡수가 잘되지 않는 성분으로 되어 있다. 대신 대장에서 삼투압이 높아지면서 수분을 장관 내에 저류시켜 대변을 무르게 만든다.

변비 환자가 하제를 사용할 때는 우선 팽창성 하제를 사용하고, 그래도 안될 경우 염류하제를 사용하는 것이 좋다. 3~6시간이면 효과가 나타나며 물을 많이 마셔야 효과가 좋다.

- **자극성 하제** : 장에 있는 아우에르바하 신경총을 자극해 대장의 운동을 증가시키고 수축을 일으킨다. 습관성이 될 우려가 있기 때문에 되도록 사용하지 않는 편이 좋다. 사용 후에는 대개 복통이 동반된다.
- **침윤성 하제** : 코라스, 서팍, 폴로사콜 등이 이에 속한다. 수분을 굳은 변에 침투시켜 변을 부드럽게 만든다.

좌약

글리세린, 비사코딜, 코라스, 센나, 이산화탄소 제제로 된 좌약을 주로 사용한다.

장운동 촉진제 사용

베타네콜, 메토크로프라미드(맥소롱), 돔페리돈, 시사프라이드, 레보프라이드 등을 사용한다. 이중 시사프라이드는 대장의 운동을 촉진시켜 효과가 좋지만, 심장질환을 유발시킬 수 있어 판매가 금지되었다. 대신 레보프라이드를 사용한다.

바이오피드백 훈련

괄약근에 힘을 주어 이완·수축을 반복하는 훈련이다. 배변을 부드럽게 하는 데 효과적이다.

수술

직장류, 직장탈출증, 선천성 거대 결장이 원인인 변비는 수술을 해야 치료된다. 하지만 변비 환자 중 이러한 질환이 차지하는 비율은 그리 높지 않다. 약에 반응하지 않는 대장무력증 등도 수술을 통해 치료해야 한다.

과민성 장증후군

과민성 장증후군은 대장암, 궤양성 대장염 등 특별한 질환 없이 만성적으로 대장 기능에 이상 징후를 보이는 질환이다. 주로 20~40대에 잘 나타나며, 60대 이상에서는 찾아보기 어렵다. 우리나라의 경우 전체 인구의 약 10%가 과민성 장증후군으로 고통받는 것으로 알려져 있으며, 남성과 여성을 비교했을 때 대개 1:1.5 정도로 여성에게 많이 나타난다. 유형에는 변비형, 설사형, 변비·설사 교체형, 점액형, 가스형 5가지가 있다. 남성은 설사형이 많은 반면 여성은 변비형이 많다.

과민성 장증후군 유형
• 변비형(대개 복통 동반)
• 설사형
• 변비·설사 교체형
• 점액형
• 가스형

대표적인 증상

계속해서 설사가 이어지기도 하고 변비가 계속되기도 있다. 또 설사와 변비가 교대로 반복되는 경우도 있다. 그리고 대개 복통이 함께 동반된다.

복통

아랫배가 전체적으로 아픈 사람도 있지만, 보통은 왼쪽 하복부가 집중적으로 아픈 경우가 많으며 오른쪽 하복부 통증도 흔하다. 식사 직후나 용변을 보기 전에 특히 많이 아프며, 배변을 하고 나면 씻은 듯이 가라앉는다.

설사

설사가 계속 반복되어 이대로 가면 죽을 것 같은 심정이 들지만, 실제로 과민성 장증후군으로 사망한 사례는 없다. 설사를 해도 체중은 줄어들지 않는 것이 특징이다.

기타 증상

권태감, 불면증, 어깨 결림 등을 호소하는 경우가 있으며, 정서 장애(등교 거부, 패닉장애) 등의 합병증을 동반할 수도 있다. 이 밖에도 토끼 똥 같은 변이 나오거나, 점액이 배출되기도 하고, 잔변감, 가스로 인한 복부 팽만, 방귀와 잦은 트림 등의 증상이 나타난다.

진단

우선 설사와 변비, 복통 증세에 대해 진찰한다. 그리고 다른 대장 질환이 없다는 것을 확인해야 한다. 이를 위해 혈액검사, 대장의 잠혈반응 검사, S상 결장경 검사, 대장내시경, 대장조영술, 유당내성검사 등 많은 검사를 진행한다.

치료

과민성 장증후군을 치료하기 위해서는 무엇보다 식습관과 생활 습관을 개선해야 한다. 운동과 휴식을 통해 스트레스를 완화하는 것도 중요하며, 심할 경우 약물요법을 병행해야 한다.

식사요법

고섬유식을 하는 것만으로도 효과를 볼 수 있다. 채소는 날로 먹어도 좋지만, 국이나 찌개처럼 끓이거나 삶아 먹는 것이 많은 양을 섭취할 수 있어 유리하다. 장내 가스가 많이 차는 음식물은 되도록 삼간다. 탄산가스가 들어 있는 음료, 껌, 고지방 식사, 우유를 삼가고 흡연을 하지 않는다.

생활요법

규칙적인 생활, 규칙적인 배변습관(특히 아침 식사 후), 규칙적인 수면을 하도록 한다.

운동요법

산책, 스트레칭 등의 적당한 운동과 복식호흡을 한다.

심리적인 안정

정신적인 스트레스와 전신의 긴장을 완전히 해소시켜 심리적으로 안정을 취한다.

약물요법

복통이 있다면 장관운동을 억제하는 평활근 이완제를 쓴다. 설사를 하면 로페라마이드 등 지사제를 사용하고, 세로토닌계 항우울제 등도 도움이 된다.

대장 용종
(대장 폴립)

대장에는 양성부터 악성에 이르기까지 다양한 종양이 생길 수 있다. 그중 양성 종양의 대표적인 예가 바로 '용종(폴립)'이다. 용종은 종류가 다양하며, 그중에는 그대로 방치하면 암으로 진행되는 것도 있어 모두 다 양성이라고 단언하기는 어렵다.

용종의 형태

'돌출되어 있는 것'을 의미하는 용종(폴립)은 대장 점막 밖으로 튀어나와 있는 양성의 혹을 말한다. 하지만 연구 결과 용종은 돌출되어 있는 것뿐만 아니라 밖으로 융기되어 있지 않은 '평탄형', 마치 궤양처럼 점막 안으로 파고 들어가는 '함몰형' 등도 있음이 밝혀졌다. 그중 암으로 진행 가능성이 높은 용종은 돌출형보다 평탄형이나 함몰형이다.

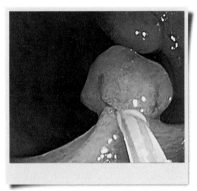

대장내시경 중 용종이 있으면 올가미로 걸어
잘라낸다.

▶ **대장 용종 내시경 소견**

양성 용종

우리나라 대장 용종의 환자 수는 대장암과 더불어 매년 증가하는 추세다. 서구화된 식생활과 평균 수명 연장으로 인한 고령화가 주원인이다.

대부분의 대장 용종은 자각 증상이 없다. 간혹 배변 시 출혈이 있는 경우도 있지만, 대부분은 건강검진 때 대장내시경이나 분변 잠혈 검사를 통해 우연찮게 알게 된다. 일단 용종이 발견되면 악성화할 가능성이 있는지부터 알아봐야 한다. 악성화의 위험성이 없는 양성 용종은 그 상태로 방치해도 무방하다. 그러나 용종이 발견되면 대부분 내시경으로 제거한 후 1~2년에 한 번씩 대장내시경을 통해 새로운 용종이 생겼는지 체크해야 한다.

양성 용종의 종류	
선종	대장의 샘조직에 생긴다.
증식성 용종	직장에 많이 나타난다.
염증성 용종	크론병이나 궤양성 대장염 등에서 비롯된다.
유년성 용종	아이들에게서 자주 나타난다.

용종 절제술

대장내시경을 하다 용종이 보이면 바로 치료해야 한다. 치료 방법은 주로 내시경을 이용한 '용종 절제술'이다. 마치 카우보이가 올가미를 던져 소의 머리를 옭아매는 것처럼 내시경으로 용종의 아랫부분에 올가미를 걸어 조인 후 전기 소작기를 이용해 태워 절제한다. 절제된 용종은 다시 암세포의 유무를 확인하기 위해 조직검사에 들어간다. 용종 절제술은 거의 통증이 없으며 통원 치료도 가능하다.

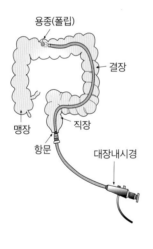

용종(폴립)

결장

맹장

직장

항문

대장내시경

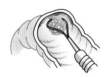

① 대장내시경 중 용종을 발견하면 대장내시경관에서 나온 스내아를 용종의 뿌리에 건다.

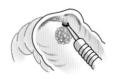

② 대장내시경에 고주파 전류를 흘려보내 용종을 태워 절제한다.

대장암, 직장암

대장암은 미국에선 폐암에 이어 두 번째로 많은 암이며, 한국에서는 위암, 간암, 폐암에 이어 네 번째로 많은 암이다. 최근 들어 우리나라에서도 폐암과 더불어 증가하고 있는 암이다. 암의 발생은 생활습관과 어느 정도 관련이 있다. 대장암도 예외일 순 없다. 특히 우리나라에서도 환자가 증가하는 이유는 육류 중심의 서구화된 식생활과 평균 수명이 대폭 연장된 점을 들 수 있다.

발생 부위

대장암이 가장 많이 발생하는 부위는 직장이다. 전체 대장암의 약 40~50%가 직장에서 발생한다. 왜 그럴까? 우리 몸에서 변이 가장 오래 머무는 곳이 바로 직장이기 때문이다. 연세대학교 세브란스병원의 통계 자료에 따르면 직장에서 52.6%, 상행 결장에서 19.5%, S상 결장에서 16.1%, 횡행 결장에서 5.2%, 하행 결장에서 4.6%의 순으로 암이 발생했다.

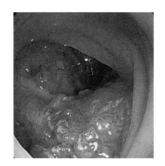

▶ 대장암의 내시경 소견

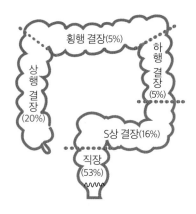

▶ 부위별 대장암의 발생 빈도

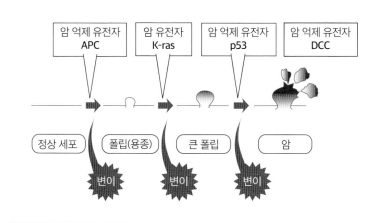

▶ 대장암의 발생 기전

결장암은 남녀 비슷하게 발생하나 직장암은 5 : 3의 비율로 남성에게서 더 많이 나타난다. 외국에서는 60대에 가장 많이 발생하나 국내에서는 50대가 가장 많다. 40대부터 서서히 환자 수가 증가하기 시작하며, 80대에도 발병하는 경우가 있다. 문제는 발병 연령대가 갈수록 낮아진다는 사실이다.

증상

대장암이 점점 증가하는 추세인 만큼 일반인들도 대장암의 증상을 아는 것이 중요하다. 그래야 조기에 발견하고 치료할 수 있다.

배변습관의 변화

변비나 설사는 대장암의 중요한 증상이다. 대장은 약 1.5m 길이의 기다란 관 모양이다. 암이 발생하면 그곳이 좁아져 변이 잘 통과하지 못한다. 그러면 대장의 연동운동이 방해를 받아 변비나 설사 등을 일으킨다. 항문에 가까운 직장에 암이 생기면 우리 몸은 직장에 대변이 있다고 느끼기 때문에 대변을 본 후에도 자꾸 대변을 보고 싶은 느낌, 즉 잔변감이 생긴다. 그러므로 하루에 3회 이상 배변을 하면 직장암을 의심해봐야 한다.

혈변과 점액변

혈액이나 점액이 섞인 변이 나올 경우 암이 의심되므로 정밀 검사가 필요하다. 변에 피가 섞여 나오면 치질일 수 있으나 대장암일 가능성도 있어 반드시 검사를 해야 한다. 특히 1개월 이상 혈변이 지속되면 반드시 의사의 진찰을 받아야 한다.

기타 증상

그 밖의 대장암 증상으로는 복통과 복부 팽만감, 소화불량, 빈혈, 체중 감소, 배에 응어리가 만져지는 경우, 장폐색 등이 있다.

진단

대장암은 발견 즉시 수술을 해야 하므로 최대한 정밀 검사를 통해 진단한다.

분변잠혈 검사

적혈구 속의 철분을 검출해 대변에 혈액 성분이 섞여 나오는지 알아보는 검사다. 육안으로 확인할 수 없는 혈변도 이 검사를 통해 알아낼 수 있다. 대장암이 있으면 혈액이 나올 수 있기 때문에 진행하는 검사지만, 모든 대장암에 혈액이 나오는 것은 아니므로 민감도는 떨어진다.

복부 촉진

복부에서 종괴가 만져지는지 또는 복부 팽만으로 인한 압통이 있는지 검사한다.

항문수지검사

손가락을 항문 안에 넣어 검사하는 방법이다. 직장암의 60%, 대장암의 30%는 항문수지검사를 통해 진단할 수 있다.

S상 결장경 검사

항문에 25cm 정도 길이의 S상 결장경을 넣어 검사하는 방법이다. 대장암의 60% 이상이 이 검사로 진단 가능하다. 간단하지만 대단히 중요한 검사다.

대장내시경 검사

항문을 통해 내시경을 넣어 대장 전체를 검사하는 방법으로, 대장암을 찾는 방법 중 가장 확실하다. 조직검사를 함께 진행하기도 한다.

대장조영술

바륨액을 항문에서 대장까지 넣어 대장을 촬영하는 검사다. 번거롭지도 않고 통증도 거의 없다. 대장내시경 검사보다 정확도는 떨어지지만 쉽게 할 수 있다는 것이 장점이다.

경직장 초음파

항문 안으로 초음파 프로브를 넣어 검사하는 방법으로, 직장암 환자의 암의 침범 정도를 알아보는 데 도움이 된다. 치루, 농양, 괄약근 손상 등을 찾는 데 효과적이다.

전산화 단층 촬영술(CT 스캔)

대장암 진단을 받은 사람에 한하며, 임파절 전이, 간을 포함한 기타 원격 장기로의 전이 여부를 알아보기 위한 검사다.

치료

대장암은 발견 즉시 바로 외과적 수술이 필요한 질환이다. 다른 암에 비해 완치율이 높기 때문에 수술을 서두르는 것이 좋다.

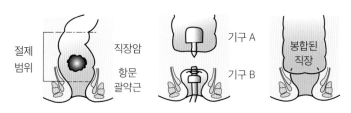

점선 부분을 절제하고 자동 문합기를 이용해 연결한다.

▶ 직장암 수술

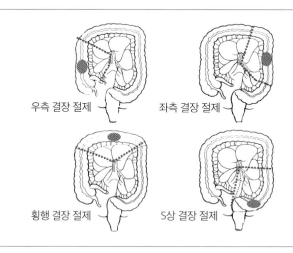

▶ 암 발생 부위에 따른 결장암 수술

항문암

항문암은 항문 부위에 생기는 암이다. 전체 대장암 중 발병률로 따지면 3% 정도 차지한다. 즉 흔한 암은 아니다. 그러나 항문 부위에 딱딱한 응어리가 잡히거나 계속 덧나는 궤양, 계속된 출혈, 잔변감 등의 증상이 반복되면 항문암을 의심해봐야 한다. 치루가 10년 이상 지속되는 경우에도 항문암으로 발전될 가능성이 높다.

항문은 대장과 피부가 만나는 곳이므로 대장 점막에 생기는 선암, 피부에 주로 생기는 편평상피암, 기저세포암, 악성 흑색종 등 여러 종류의 암이 발생한다. 과거에는 항문암도 거의 수술에 의

존했다. 하지만 최근에는 방사선과 항암제만으로도 치료가 가능하며, 수술을 할 경우에도 국소 절제 등 수술 부위를 가급적 축소하려는 경향이 강하다.

항문소양증

'나도 모르게 손이 항문에…'란 말을 자주 듣는다. 통증보다 더 참기 힘든 고통, 게다가 가려운 부위가 항문이다 보니 사람들 눈을 의식해 마음 놓고 긁을 수도 없다. 이는 항문소양증을 앓는 환자들이 호소하는 고통이다. 항문 주위가 가려운 질환을 통틀어 항문소양증이라 말하며, 임상에서 흔히 접하는 질환이다. 항문이 심하게 가려우며, 낮보다 밤에 더 심해 잠을 설치기도 한다.

다른 질환으로 인해 항문이 가려울 수 있지만, 주요 원인은 대변이나 분비물로 인해 항문 주위가 오염되면서 피부가 자극을 받아 가려움증이 발병한다.

대변에 의한 자극과 약물의 부작용

항문소양증의 주원인은 대변 등 분비물에 의한 피부 자극과 약물의 부작용이다. 항문이 가려우면 대부분 약국에 가서 연고를 구입해 바르는 경우가 많다. 그런데 항문의 피부는 생각보다 무척 민감해 의사의 정확한 처방 없이는 질환에 맞는 약을 찾기가 쉽지 않다. 약을 발라도 낫지 않으면 이 약 저 약 닥치는 대로 바르거나 먹기도 한다. 결국 약의 남용으로 인한 부작용으로 상태가 악화되었을 때 병원을 찾는다. 하지만 가려움증이 심하면 그만큼 치료하기가 쉽지 않다는 사실을 명심해야 한다.

특발성 소양증(다른 원인이 없는 소양증)

항문소양증의 근본적인 원인은 뭐니 뭐니 해도 대변이나 분비물로 인해 피부가 자극을 받는 것이다. 이럴 때는 약을 찾기보다 먼저 항문을 청결하게 해야 한다. 흐르는 물로 깨끗이 씻은 다음 휴지로 닦지 말고 그대로 말리는 것이 좋다. 또한 알레르기가 원인인 경우도 있다.

속발성 소양증

질환에 의해 가려움증이 생기는 경우다.

- **국소 질환에 의한 소양증** : 항문질환, 즉 치핵, 치열, 치루 등이 있어도 항문 주위가 오염되어 가려울 수 있다. 이럴 경우 항문질환을 먼저 치료하는 것이 급선무다. 또 항문에 진균증이 생기는 경우도 아주 흔하다. 진균증은 발가락 사이, 사타구니뿐만 아니라 항문 부위나 회음부에도 잘 생긴다. 그 밖에 습진이나 요충에 의해서도 항문소양증이 심해질 수 있다.
- **전신 질환에 의한 소양증** : 당뇨병인 경우 피부가 약해져 가려움증을 호소하는 사례가 많다. 황달도 대변의 자극성이 심하기 때문에 항문 주위가 가려울 수 있다. 백혈병이나 갑상선 질환이 있어도 항문이 가려울 수 있고, 결핵약인 아이나를 쓰거나 고혈압약 등을 쓸 때도 가려움증이 생길 수 있다.

치료

치질, 당뇨병, 진균증 등 원인 질환이 있으면 먼저 원인 치료에 주력해야 한다. 가려움증을 유발하는 음식은 되도록 피하고 항문을 항상 청결하게 유지한다. 특히 배변 후에는 항문을 물로 닦고 수건으로 깨끗이 닦는다. 그런 다음 증상에 따라 단기간 진정제를 사용하기도 하고, 항히스타민제나 스테로이드 연고를 바르기도 한다.

물론 스테로이드 연고는 피부가 얇아지는 부작용이 있으므로 단기간만 사용해야 한다. 약물요법으로도 치료가 안될 때는 항문 주변에 알코올 주사를 놓거나 피부박리술 등 수술을 하는 경우도 있다.

직장탈출증

직장탈출증은 직장이 항문 밖으로 빠져나오는 질환이다. 빠져나오는 정도에 따라 직장벽의 전부가 탈출하는 것을 '완전 직장탈출증'이라 하고, 표면의 점막과 점막하 조직만 탈출되는 것을 '불완전 직장탈출증'이라고 한다. 여성이 남성보다 6배 많이 발생하며, 연령대로는 유아기에 많다가 그다음은 뜸하고 다시 노년기에 많이 나타난다.

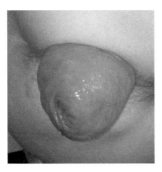

▶ **직장탈출증 : 직장이 항문 밖으로 빠져나온 모습**

영유아기의 직장탈출증

아이들의 경우 앉아서 변을 보기 시작할 때 나타나서 만 3~4세가 되면 대개 저절로 치유된다. 이는 골반 바닥 근육, 항문 괄약근, 항문지지인대 등이 충분히 발육되지 못한 것이 주된 원인으로 알려져 있다.

이 시기의 직장탈출증은 대부분 규칙적인 배변습관이 몸에 익으면 자연히 치유된다. 다만 아이가 변비에 걸리지 않도록 조심하는 것이 중요하다.

어른의 직장탈출증

항문의 괄약근이나 골반 바닥 근육이 약해지면서 직장이 밀려 나와 발생한다. 대개 항문 괄약근의 힘이 떨어져 있어 변실금이 동반된다. 영유아기 경우와 달리 어른의 직장탈출증은 대부분 수술이 필요하다. 수술은 크게 복부를 열고 교정하는 방법과 회음부에서 직장을 절제하거나 항문 괄약근을 보강하는 방법이 있다.

변실금

자신의 의지와 상관없이 변이 때와 장소를 가리지 않고 나오는 질환을 말한다. 심한 경우 사회생활을 온전히 할 수 없다.

원인

선천성 거대결장증이나 쇄항(선천적으로 항문이 없는 경우)과 같은 선천성 기형 수술 후, 분만이나 사고로 항문 괄약근에 손상을 입은 경우에 생긴다. 직장탈출증에 걸리거나 노인들의 경우 변비가 심해서 생긴 분변매복 질환일 때도 변실금이 발생한다.

치루수술은 절개 개방술의 경우 괄약근이 손상될 수 있지만, 최근에는 괄약근 보존술식을 많이 해 변실금이 잘 생기지 않는다. 치핵수술 시 치핵조직을 많이 제거하면 경한 변실금이 생길 수 있으나 요즘에는 치핵조직을 되도록 적게 절제하는 편이다.

진단

병력을 듣고 항문을 시진(눈으로 진찰)한 후 비닐장갑을 낀 손가락을 항문에 넣어 조여 보게 해 괄약근의 힘을 느낀다. 이후 항문압 검사, 배변조영술, 근전도 검사, 항문 내 초음파 검사를 통해 정확히 진단한다.

치료

수술을 하기도 하지만, 대개 식습관과 생활습관 개선을 통해 치료한다.

고식적 치료

식이요법으로 식물성 섬유소가 많은 음식을 섭취한다. 국, 찌개처럼 채소를 삶아서 먹으면 많은 양의 섬유소를 섭취할 수 있다. 그리고 아침 식사 후에는 위·대장 반사운동을 이용해 반드시 배변하는 습관을 들인다.

배변이 잘되지 않을 경우 복부 마사지를 20분 정도 하면 변의를 느낄 수 있다. 복부 마사지를 해도 소용없다면 관장을 해서 대장에 저장된 대변을 빼는 방법도 있다. 항문 괄약근 강화운동을 통해 괄약근의 수축력을 증가시키는 것도 좋다. 괄약근에 힘을 줬다, 뺐다를 반복하는 운동을 바이오피드백을 이용해 모니터를 보면서 할 수도 있고, 집에서 혼자 해도 치료에 도움이 된다.

수술 치료

괄약근이 손상되면 봉합수술을 하는데, 대개 85% 이상 좋은 결과가 나타난다. 괄약근 단축술은 전방은 물론 후방에서 하기도 한다. 만약 이 방법도 가능하지 않을 경우 대퇴의 대퇴박근이나 엉덩이의 대둔근으로 괄약근을 인공적으로 만들기도 하며, 최근에는 인공 괄약근을 심는 시술 방법도 시도되고 있다. 단, 가격이 지나치게 비싸고 성공률이 낮아 아직 실용화 단계에는 이르지 못하고 있다.

궤양성 대장염

궤양성 대장염은 직장과 결장에 궤양을 일으키며 대장 점막층에 염증을 일으키는 질환이다. 서구에서는 아주 흔한 병이다. 우리 나라에서는 30년 전만 하더라도 빈도가 낮은 질환이었지만, 최근 들어 급격하게 환자 수가 늘고 있는 추세다. 국가별로 보면 육류를 많이 섭취하는 정도와 비례해 많이 발생하는 것으로 나타나고 있다.

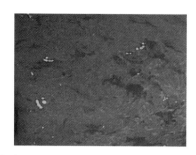

▶ 궤양성 대장염의 내시경 소견 : 직장 점막에 궤양이 보인다

원인

아직 정확히 밝혀지지 않았지만 우유, 육류 등 음식물이나 자가 면역질환, 감염, 흡연 등이 원인일 거라 추측되고 있다. 20~30대 젊은 층에서 많이 발생하며, 남녀의 발생 비율은 비슷하다. 미국 등 서구에서 흔하고, 우리나라나 일본도 20~30년 사이에 많이 증가한 것으로 볼 때 대장에 심한 자극이 되는 육류의 섭취 증가와 밀접한 관계가 있을 것으로 생각된다.

증상

설사, 복통, 혈변이 주요 증상이다. 급성기일 땐 하루에 10회 이상 설사를 하며, 대개 혈액이 섞인 점액 고름성의 설사다. 증상 완화기에는 설사 횟수가 3~4회로 줄거나 아예 설사가 없어지기도 한다.

병변이 심하면 하복부에 경련성 복통이 나타난다. 궤양성 대장염 환자의 약 50%가 복통을 겪는다. 그 외에도 체중 감소, 식욕 감퇴, 피로감, 발열, 구토 증상이 나타나며 배변을 하고도 잔변감이 있다. 때로는 관절, 눈, 피부, 간, 신장 등에 이상이 나타나도 한다. 증상은 심해졌다 덜해졌다 하기를 반복한다.

진단

혈액검사, 직장경 검사, 대장조영술, 대장내시경 검사 등을 한다. 직장경 검사나 대장내시경으로 보면 직장 안에 혈액이 섞인 점액이나 점액 고름이 관찰된다. 또 대장 점막에 궤양이 있으면서 출혈을 하고, 점막이 왕모래 등으로 덮인 것처럼 우툴두툴하게 보여 쉽게 진단할 수 있다.

치료

혈변이나 점액변이 며칠 계속되면 빨리 병원을 찾아 진료를 받아야 한다. 궤양성 대장염의 급성기는 입원 치료가 원칙이며, 주로 약물요법으로 치료하지만 외과적 수술이 필요한 경우도 있다.

약물요법

스테로이드 관장 치료와 설파살라진을 복용하면 60% 이상 증상이 호전된다. 최근에는 메살라진을 처방하는 경우도 많다. 설파살라진과 메살라진은 장기간 복용하더라도 비교적 부작용이 적다. 다만, 스테로이드제는 사용하다 중단하면 증상이 재발하는 일이 많고, 부작용도 있어 신중을 기해 처방하는 편이다.

수술 치료

약만으로 증상이 호전되지 않는 중증일 경우, 즉 갑자기 심한 출혈을 일으키거나 대장이 천공되어 급성 복막염으로 발전할 경우 수술을 통해 병변 부위를 처치해야 한다. 궤양성 대장염은 대장암으로 발전할 소지가 높은 질환이다. 특히 젊은 시절 이 질환을 앓은 후 10년이 지난 사람은 반드시 대장내시경 검사를 통해 대장암의 유무를 확인해볼 필요가 있다.

크론병

1932년 크론이란 의사가 이 병을 최초로 기술한 이후 '크론병'이라 불리는 이 질환은 궤양성 대장염과 증상이 유사하다. 차이가 있다면 궤양성 대장염은 대장의 점막과 점막하층에만 병변이 국한되는 데 반해 크론병은 점막의 염증이나 궤양이 점막과 점막하층을 넘어 근육층과 장막까지 침범한다. 병변 부위도 대장뿐 아니라 입에서부터 항문까지 전 소화기관에 걸쳐 두루 발생한다.

염증이 있는 부위가 연속되지 않고 여러 곳에 떨어져 있을 수도 있다. 1/3은 소장에만 염증이 있으며, 1/3은 대장에 그리고 나

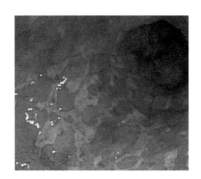

▶ 대장 점막에 발생한 크론병

머지 1/3은 대장과 소장 양쪽에 만성 염증이 발생한다. 그중 특히 소장의 끝과 대장이 만나는 부위에 염증이 생기는 경우가 가장 흔하다.

크론병은 점막뿐 아니라 장의 근육층까지, 심할 때는 장막이라는 장의 표면까지 깊게 진행되어 육아종이라는 병변이 형성된다. 장의 병변 부위에 '누공'이라 부르는 구멍이 뚫려 응급수술을 요하기도 한다. 염증 부위가 여기저기 흩어져서 생기는 것도 이 질환의 특징이다. 주로 유대인이나 북유럽, 북미에서 비교적 많이 발생하며 우리나라에서는 드문 질환으로 생각되었으나 최근 발생 빈도가 점차 늘고 있는 추세다. 여자에게서 약간 더 많이 나타나고, 호발 연령은 15~20세, 50~60세다.

크론병은 아직 그 원인이 정확하게 밝혀져 있지 않다. 다만 궤양성 대장염과 마찬가지로 면역 체계상의 이상에서 오는 질환이 아닐까 추측하는 정도다.

증상

수개월 또는 수년에 걸쳐 복통과 설사를 반복하는 경우 크론병을 한 번쯤 의심해볼 필요가 있다. 가장 흔한 초기 증상이 복통과 설사이기 때문이다. 배가 전체적으로 아프며, 장에 협착이 있는 경우 내용물이 통과할 때 심한 통증을 느낀다. 전신의 권태감과 더불어 열이 많이 나는 편이다. 통증은 배꼽 주위나 오른쪽 아랫배에 가장 두드러지고 식후에 더 심하다.

크론병은 소장까지 퍼지기 때문에 음식물의 소화·흡수가 불가능해 설사가 반복된다. 혈변은 그다지 심한 편은 아니지만 빈혈과 체중 감소가 나타난다.

항문 주위의 불편감 또는 통증도 흔히 나타나는 증상이며, 항문주위농양이나 누공, 치열이 잘 생긴다. 누공은 주로 항문에 많이 발생하는데 대부분 치루로 발전한다. 게다가 병이 진행되면서 만성적인 식욕부진, 통증, 구토, 심각한 빈혈 증상 등이 생기고 궤양 부위에 출혈이 있을 때 갑자기 심한 하혈을 하는 경우도 있다.

치료

크론병은 병세가 심할 때와 소강상태가 반복해 나타나며 오래도록 지속되는 만성질환이다. 증세가 심할 때는 입원을 해야 한다.

약물요법

약물은 대개 궤양성 대장염의 처방과 유사하다. 메살라진 또는 설파살라진 그리고 스테로이드제를 사용한다. 때때로 면역 억제제를 기본적으로 투여한다. 설파살라진은 재발을 방지하기 위해 장기간 복용할 수도 있다.

수술 치료

궤양성 대장염과 달리 크론병 환자들은 만성적인 질병 치료 중에 수술이 필요하다. 장에서 심한 출혈이 있거나 협착, 누공 주변의 농양, 장이 파열되는 등의 경우에는 즉각 수술을 한다.

항문콘딜로마
(첨규콘딜로마)

성행위 없이 감염되는 경우가 있으나 대부분 성행위 후에 발생하는 일종의 성병이다. 주로 항문 성행위를 하는 남성 동성연애자들 사이에서 잘 발병한다.

주원인은 바이러스다. 1~6개월의 잠복기 후에 증상으로 나타난다. 항문 주변에 조그만 사마귀 같은 것이 여러 개 돋았다가 손으로 건드리면 쉽게 출혈한다. 눈으로 봐도 쉽게 알 수 있으며, 2기 매독인 편평콘딜로마와 감별하기 위해 매독 검사를 해야 한다.

외과적 절제술이 가장 확실한 치료 방법이며, 25%의 포도필린을 1주 간격으로 4~5회 도포하기도 한다. 그동안 전기 응고술을 많이 시행해 왔으나 피부 결손이 심해 요즘에는 수술 메스로 살살 긁어 떼어낸다. 재발률이 30~40%에 이르기 때문에 치료 후에도 세심한 관찰이 요구되는 질환이다.

소아의
대장항문질환

영유아 치루

1세 미만에 많다. 특히 영유아 치루의 80%는 생후 6개월 내에 발생한다. 대부분 남자아이에게 잘 나타나며 여자아이에게서는 거의 찾아볼 수 없다.

주로 남자아이에게 치루가 생기는 까닭은 어머니의 자궁 내에 있을 때 산모에게서 남성호르몬인 테스토스테론이 과다하게 생성되어 태아의 항문샘이 깊게 형성되거나 항문샘의 분비물이 끈

끈해져 막히기 쉽기 때문이라는 설이 유력하다. 원래 치루는 항문샘에서 감염이 시작되며, 항문샘이 깊을수록 세균이 쉽게 침범해 항문주위농양이 되기 쉽고, 항문주위농양이 터지면서 치루로 발전한다.

소아 치루는 항문 전방이나 후방에는 잘 생기지 않고 대부분 좌우 측방에 생기며, 여러 개가 동시에 생기기 쉽다. 과거에는 염증 부위의 고름만 배농시키고 1세까지 기다렸으나 치료 기간이 오래 걸리고 재발의 우려가 높아 요즘에는 조기 수술하는 추세로 변하고 있다. 소아 치루는 성인 치루와는 달리 거의 대부분 단순 치루라 수술법이 간단하고 쉽다. 내구에서 외구까지 절개하면 쉽게 치료된다.

소아 치열

치루가 거의 남자아이에게서만 나타나는 반면 치열은 주로 여자아이에게서 많이 발생한다. 성인의 치열은 후방 정중선에 많이 발생하는 데 비해 소아는 주로 항문의 전방이 갈라지면서 생긴다. 따라서 배변할 때마다 통증이 심하며 출혈이 되기도 하고, 대개 변비가 동반된다.

이 경우 수술이 아닌 보존요법으로 치료한다. 즉, 온수 좌욕을 하고 항문을 청결하게 한 다음 연고를 바른다. 변을 부드럽게 하는 변완하제 등의 약을 먹이고, 수분 섭취를 늘리며 채소나 과일을 많이 먹도록 권장한다.

직장탈출증

어머니들이 흔히 "아기가 배변할 때 빨간 장이 나왔다가 배변 후 들어갔다"라며 놀라서 병원에 찾아오는 병이다.

배변 시 직장이 밀려 나온 것으로 직장탈출증이라고 한다. 직장탈출증은 2세 미만의 소아에게 많이 나타나며, 그 이후에는 거의 없다가 노인이 되면 다시 많이 발생한다. 소아에게 직장탈출증이 많이 발생하는 까닭은 직장을 지지하고 있는 조직의 발달이 덜 되어 배변 시 직장이 밀려 나오기 때문이다. 성장하면 대개 자연 치유된다.

직장탈출증이 발생한 소아에게는 식물성 섬유소, 즉 채소를 많이 먹여 대변을 부드럽게 만들면 배변이 쉽게 되어 직장이 밀려 나오지 않는다. 직장이 밀려 나왔다가 배변이 끝나면 저절로 들어가지만, 만약 들어가지 않으면 엉덩이를 위로 향하게 눕힌 후

245

숨을 크게 쉬게 하면 들어간다. 오히려 무리하게 집어넣으려고 하면 안 들어가는 경우가 많다. 직접 넣어야 할 때는 손에 젤리나 기름을 바른 후 살살 집어넣으면 된다.

소아의 항문 가려움증

아이가 항문을 가려워하면 일단 항문 주위를 잘 관찰해볼 필요가 있다. 항문이 벌겋게 되어 있으면 피부염이 생긴 것이다. 대개 대변이 피부를 자극해 생기는 접촉성 피부염이다. 따라서 일단 배변 후 온수 좌욕을 시켜 항문을 청결하게 한 다음 베이비파우더를 발라주면 효과가 좋다.

만약 유독 잠자리에 들었을 때 가렵다고 하면 요충을 의심해야 한다. 그때는 기생충 약을 먹이는 것이 좋다. 요충이 산란을 위해 항문 밖으로 기어 나오기 때문에 가려움증이 발생하는 것이다. 요즘 판매하는 기생충 약은 회충뿐 아니라 요충까지 치료가 가능하기 때문에 어린아이의 경우 정기적으로 먹이는 것이 좋다.

소아 변비

드물긴 하지만 소아에게도 변비 증세가 나타날 수 있다. 변비가 생기면 우선 수분 섭취를 늘려야 한다. 보리차나 설탕물 등을 자주 먹이고, 채소와 과일의 섭취를 늘린다. 하지만 4일 이상 배변을 하지 못하면 관장을 하거나 엄마가 비닐장갑을 낀 후 직접 새끼손가락으로 변을 꺼내야 한다. 만약 변비가 몇 달 이상 계속 지속되면 선천성 거대결장증 같은 질환일 가능성이 있으므로 병원을 찾아 대장촬영 등 정밀 검진을 받아야 한다.

소아의 장중첩증

2세 미만의 약간 살이 찐 아이가 계속 배가 아프다며 울면서 보채고, 빨간 젤리 모양의 붉은색 변을 보면 장중첩증인 경우가 대부분이다.

장중첩증은 소장의 뒷부분이 대장으로 밀려들어가 장이 막히면서 생기는 질환이다. 아이의 배를 만져보면 오른쪽 하복부에 소시지 같은 것이 만져진다. 이럴 경우 치료가 시급하므로 종합병원 응급실을 찾아야 한다.

병원에서 장중첩증으로 진단하면 바륨이나 공기를 항문으로 넣어 꼬인 장을 푸는 시술을 한다. 그래도 풀리지 않을 경우 수술을 한다. 수술 자체는 간단하지만 진단이 늦어지면 위험할 수 있는 질환이므로 발견 즉시 병원을 찾아야 한다.

소아의 급성충수돌기염

소아는 의사소통이 제대로 안 되기 때문에 진단에 애를 먹는다. 따라서 어릴수록 충수돌기가 천공이 되어 복막염으로 발전할 가능성이 높다. 아이가 배가 아프다며 울고 보채면 아이를 눕혀놓고 배를 만져봐야 한다. 오른쪽 하복부를 만질 때마다 아이가 자지러질 듯 아파하면 급성충수돌기염을 의심해 빨리 병원으로 데려가야 한다.

여성과 항문질환

치루는 남성이 여성에 비해 3~4배 많으며, 치핵도 남성이 2배 정도 많다. 반면 치열은 여성에게 더 많이 나타난다.

변비 발생률은 여성이 압도적으로 많다. 이는 여성의 성호르몬인 황체호르몬, 즉 프로게스테론이 장운동을 저하시키기 때문이다. 여성은 임신하면 많은 신체 변화를 겪게 되는데, 그중 항문질환의 급증도 한몫을 차지한다.

임신을 하면 황체호르몬의 혈액 농도가 올라가고, 이 호르몬의 작용으로 장운동이 저하되면서 대개 변비가 생긴다. 변비는 치핵을 유발하는 큰 요인으로 작용한다.

원인

임신 후반기에 치핵이 심해지는 원인은 3가지다.

첫째, 임신 후반기가 되면 자궁이 커지면서 직장과 항문을 위에서 누른다. 배변 시 항문에 부담을 주는 것처럼 늘 항문을 압박

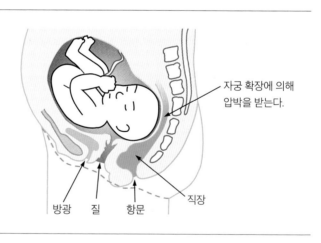

자궁 확장에 의해 압박을 받는다.

방광 질 항문   직장

▶ 임신 중 자궁과 직장

해 부담을 준다. 두 번째, 자궁이 커지면서 심장으로 가는 정맥을 누른다. 그러면 항문 주위에서 혈액이 빠지지 못하고 머무르게 된다. 즉, 울혈 상태가 되며 이 울혈이 치핵을 유발한다. 세 번째, 임신을 하면 변비가 잘 생긴다. 변비가 있으면 화장실에서 배변 하는 시간이 길어지고, 그러면 항문쿠션조직이 하강하기 쉬워 치핵이 잘 생긴다.

임신 중 항문질환의 치료

보존요법

임신 2~3개월까지는 약으로 인해 태아의 기형이 일어나기 쉽다. 임신 5개월을 넘어가면서 약으로 기형이 초래될 확률은 낮아지 지만, 그래도 늘 조심해야 한다. 따라서 임산부에게 치핵이나 치 열이 생길 때는 보존요법을 우선적으로 권한다.

- 식물성 섬유소를 중심으로 한 식이요법
- 변완하제 중에서 자극성 하제는 가급적 사용하지 않는다. 대신 섬유소를 권한다. 물론 섬유소는 약물이 아니기 때문에 태아에게 영향이 없다.
- 배변 후뿐만 아니라 평소에도 항문을 뱃속으로 끌어올리는

훈련을 한다. 그러면 치핵의 악화를 예방할 수 있다.

빠져나온 치핵이 들어가지 않고 감돈치핵이 되면 통증이 심해진다. 이때는 수술을 해야 하며, 수술하지 않을 시에는 통증으로 조산의 위험이 있다. 수술 시 마취는 척수마취가 좋다. 약의 사용은 되도록 줄이고, 쓰더라도 태아에 영향이 없는 약을 쓰면 기형의 위험은 거의 없다. 수술 체위는 흔히 자궁에 부담이 없도록 옆으로 누운 자세를 취한다. 또한 항문주위농양은 임신 중 어느 때를 막론하고 빨리 절개술을 시행해야 한다.

출산과 항문질환

치핵

출산할 때는 배변할 때보다 몇십 배의 힘을 주어 치핵이 밖으로 빠져 항문 안으로 환원이 안 되는 경우가 많다. 출산 후 감돈치핵이 되면 수술을 하는 것이 좋다. 출산 직후라 몸의 상태가 양호하지 못해 보존요법을 하다 보면 나중에 부기가 빠지면서 항문 피부가 닭 벼슬처럼 늘어지게 된다. 이를 피부꼬리라고 한다.

회음열창

질 입구에서 항문까지를 '회음부'라고 하는데, 출산 시 이 부위가 찢어지는 회음열창이 생기기 쉽다. 산부인과에서는 분만 직전 회음열창이 생기기 전에 질 부위를 절개해 출산을 돕는다.

아기가 너무 크거나 갑자기 큰 힘으로 밀고 나오면 이 절개 부위가 더 찢어져 항문 괄약근까지 파열되는 경우가 생긴다. 이때 바로 봉합하면 잘 붙는다. 잘 붙지 않을 경우 항문 괄약근의 힘이 약해질 수 있다. 물론 3도 회음열창의 치료가 가장 어렵고 괄약부전, 직장질루 등 후유증이 남을 확률도 높다.

직장질루

질과 직장 사이에 길이 생긴 것이다. 대개 분만 후에 생기며 질로 대변이 나와 심리적으로 충격을 받기 쉽다. 분만 후 생긴 경우는 대개 좌욕, 항생제 등 보존요법을 하면서 3개월 정도 기다리면 막힌다. 단, 막히지 않으면 수술을 해야 한다.

과거에는 상당히 치료하기 힘든 질환으로 생각했지만, 요즘은 의학기술의 발달로 거의 완치된다. 단, 방사선 치료나 암수술 후에 생긴 직장질루는 아직도 완치되긴 힘들다.

직장류(직장질벽 이완증)

출산이나 고령으로 직장과 질 사이의 벽이 얇아져 배변 시 직장
에서 질 쪽으로 장이 밀리는 질환이다. 배변 시 대변이 항문으로
나오지 않아 배변장애가 생긴다. 드물지만 어떤 여성은 질로 손
을 넣어 배변하기도 한다. 이 경우 수술을 하면 쉽게 치료된다.
직장과 질 사이의 얇은 벽을 항문거근을 이용해 두껍게 강화해주
는 수술이다.

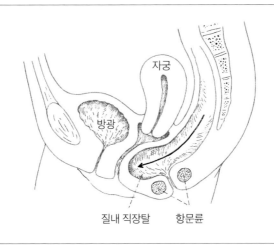

자궁

방광

질내 직장탈   항문륜

▶ **직장류**

부록 1
대장항문외과 전문의가 답하다!

Q

항문질환에 대한
더 많은 궁금증

A

항문질환과 유전

Q 저의 아버지는 치질로 고생이 심하셔서 수술을 받았습니다. 저도 치질이 있는데 점점 심해지는 것 같아요. 항문질환은 유전이 되는 병인가요?

A 항문질환 자체는 유전병이 아니지만 항문질환을 일으키는 소인은 유전됩니다. 예를 들면, 내치핵은 항문의 점막하 쿠션조직이 밀려 내려와 생기는 병인데, 이 쿠션조직을 붙들어 매고 있는 점막지지인대가 느슨한가, 튼튼한가, 또 배변 시 늘어났던 점막지지인대가 배변 후 얼마나 빨리 원상태로 회복되는가 등 치핵이 발생하는 소인은 유전됩니다.

또 항문 괄약근의 조임이 강하면 치핵과 치열이 발생되고, 항문샘이 다른 사람보다 깊으면 항문주위농양이나 치루가 잘 생깁니다.

사람의 키가 크고 작은 것에 유전성이 있듯 이런 항문질환의 소인은 유전성이 있습니다. 부모나 형제에게 항문질환이 있다면 미리 예방하는 것이 좋습니다. 올바른 배변습관을 들이고 식습관 등에 신경 써야 합니다.

항문질환에 나쁜 음식

Q 간혹 회식한 다음 날 항문에 조그만 것이 튀어나오는데 아무래도 술을 마셔서 그런게 아닌가 생각이 들어요. 항문질환을 일으키는 나쁜 음식이 있나요?

A 우선 술은 피해야 합니다. 맥주, 소주 등 술은 항문 부위의 충혈을 일으키고, 설사를 유발합니다. 간에 부담을 주고 염증을 악화시키죠. 그래서 출혈성 치핵이 있는 사람은 음주 후 출혈이 되는 경우가 많습니다.

또한 육류, 잘 정제된 가공식품도 좋지 않습니다. 육류를 알맞게 먹는 건 괜찮지만 너무 많이 먹는 것은 대장과 항문에 부담을 줍니다. 육류나 잘 정제된 식품은 대변의 양을 적게 만들어 변비가 생기기 쉽습니다.

설사와 변비를 일으키는 음식도 피해야 합니다. 감, 곶감 등은 변비를 유발하죠. 커피, 코코아 등도 항문질환에 좋지 않습니다. 고추, 후추, 겨자, 카레 같은 조미료도 좋지 않습니다. 이런 조미료는 거의 소화되지 않고 변으로 나오기 때문에 항문을 자극해 울혈을 일으키고 염증을 더욱 심하게 만듭니다.

항문질환에 좋은 음식

Q 고3 수험생입니다. 공부하느라 책상에 늘 앉아 있다 보니 변비와 함께 콩알만 것이 생겼다 없어지곤 합니다. 항문질환에 좋은 음식이 있으면 알려주세요.

A 학생은 혈전성 치핵이 때때로 생기는 것 같네요. 변비와 항문질환에는 식물성 섬유소가 많이 함유된 채소, 과일 등이 좋습니다. 식물성 섬유소는 수분을 흡수해 대변의 양을 많게 만들고 부드럽게 하죠. 채소의 경우 섬유소를 많이 섭취해야 한다는 측면에선 생으로 먹기보다 삶아서 먹는 것이 더 좋습니다.

항문질환과 비타민제

Q 비타민이 몸에 좋다고 해서 늘 비타민제를 사 먹고 있는데, 혹시 비타민제도 항문질환에 효과가 있나요?

A 비타민이 부족해 항문질환이 발생하는 경우는 없습니다. 그렇지만 비타민 E는 말초혈관의 혈류를 촉진시키고 혈액

의 응고를 억제해 혈전이나 울혈을 없애는 데 좋지요. 내치핵과 외치핵에 효과가 있습니다.

항문질환과 약

Q 저희 어머니는 가끔 치질 조짐이 보이면 약국에 가서 약을 사 드십니다. 그러나 그때뿐인 것 같아요. 치질에 약이 정말 효과가 있나요?

A 대체로 약은 효과가 있습니다. 하지만 항문질환의 종류가 다양하고 정도의 차이가 심해 항문질환에 딱 맞는 약을 먹지 않으면 효과가 없을 수도 있지요.

치핵이나 치열 초기인 경우 약은 꽤 효과가 있습니다. 국소혈류개선제, 소염진통제, 변완하제 등을 사용하면 증상이 꽤 좋아집니다. 그러나 정도가 심한 경우에는 별 효과가 없고, 수술을 해야 치료가 됩니다. 치루의 경우 항생물질이 감염을 억제해서 증세가 약간 좋아질 수 있으나 수술을 하지 않으면 치료가 되지 않습니다.

수술이 필요한 치핵

Q 화장실에 오래 앉아 있다 보면 항문에서 조그만 것이 나왔다가 배변이 끝나면 안으로 들어갑니다. 아무래도 치핵 같은데, 치핵은 꼭 수술을 받아야만 완치가 가능한가요?

A 치핵의 경우 초기에는 약, 좌약, 식이요법 등 보존요법으로 치료가 가능합니다. 조금 더 진행되면 고무링 결찰법, 경화제 주사요법 등으로 치료가 가능하죠. 하지만 아래의 경우는 반드시 수술해야 합니다.

• 배변 후 항문 밖으로 치핵이 튀어나와서 손으로 밀어 넣어야 들어간다(3도 내치핵).

• 쪼그리고 앉거나 기침만 해도 치핵이 튀어나온다(3도 내치핵).

• 치핵이 여러 개 밖으로 빠져나오며 국화꽃이 핀 것처럼 항문 밖으로 탈홍되어 있다(4도 내치핵).

• 탈출한 치핵이 괄약근에 의해 조여 항문에 고무튜브를 붙여 놓은 것처럼 심하게 붓고 아프다(감돈치핵).

• 출산 전·후에 치핵으로 고생한 경험이 있으며, 앞으로 출산 예정에 있다.

- 출혈, 통증, 탈출이 되풀이된다.
- 항문 둘레의 약 반 정도가 꽈리 모양으로 부풀어 있으며 통증이 있다(혈전성 외치핵).
- 탈출한 치핵의 색이 까맣게 변해 있으며 통증이 있다(감돈치핵).

항문수술과 괄약근 손상

Q 치질수술을 받으면 변이 샌다는 말을 들은 적이 있어요. 항문수술을 받으면 정말 변이 새나요?

A 20~30년 전 항문의 해부를 잘 모르던 때는 치핵, 치루수술 중 괄약근에 손상을 주어 설사나 가스가 새는 경한 변실금이 생기기도 했습니다. 그러나 이제는 항문 괄약근의 구조와 해부가 잘 알려져 있어 수술 후 괄약근이 손상되는 경우는 거의 없습니다. 하지만 괄약근 손상은 없더라도 항문조직을 많이 제거하면 약한 변실금이 올 수 있으므로 요즈음은 가능한 한 항문조직을 보존하려는 추세입니다.

치루수술은 복잡 치루인 경우 괄약근에 손상을 줄 수 있으나 괄약근 보존술식을 진행해 괄약근에 손상을 거의 주지 않습니다.

항문수술 후 입원 기간

Q 저는 해외영업부에서 일하고 있습니다. 일이 바빠 오랜 기간 회사에 자리를 비울 수 없는데, 항문수술을 하면 며칠 정도 입원을 해야 하나요?

A 혈전성 외치핵은 부분 마취를 하고 수술을 하며 1일 정도 입원을 합니다. 초기 내치핵은 보존요법이나 비수술 요법으로 치료해 통원도 가능하지요. 3도, 4도 내치핵의 경우 우리나라에서는 일반적으로 1~2일 정도 입원합니다.

일본의 병원에서는 치핵의 경우 평균 1~2주일 정도 입원시키며, 입원비가 하루에 1,000달러씩 되는 미국의 병원에서는 당일 퇴원시키기도 합니다. 하지만 환자 대부분이 병원 앞 호텔에 머물면서 아침마다 병원에 엉거주춤 걸어와 통원 치료를 한다고 하는데, 이는 쾌적하게 치료받는 것이라 할 수 없습니다.

치열의 경우 내괄약근 절개술만 하면 1일 정도 입원을 하고, 피부판 이동술을 같이 시행할 경우 2~3일 정도 입원합니다. 치루의 경우도 2~3일 정도 입원하며, 상태에 따라 입원 기간이 변동될 수 있습니다.

항문수술 후 현업으로의 복귀 기간

Q 여름 휴가철에 그동안 미뤘던 치질수술을 받고 싶어요. 수술 후 얼마 정도 집에서 안정을 취한 다음 회사에 출근하면 되는지 알고 싶습니다.

A 일률적으로 말하기는 힘들지만 대개 입원 치료 후 퇴원한 다음 3~4일 정도 집에서 안정을 취하면서 통원 치료를 하다가 직장에 나가면 될 겁니다. 물론 직장에 나가면서도 일주일에 한두 번 통원 치료를 해야 합니다.

항문수술 중의 통증

Q 치질이 심해서 병원에 갔더니 수술을 해야 한다고 합니다. 친구들이 수술받을 때 굉장히 아프다고 하는데 솔직히 겁이 납니다. 정말 수술할 때 많이 아픈가요?

A 마취 기술의 발달로 항문수술 중에는 전혀 아프지 않습니다. 마취는 전신마취, 척수마취, 미추마취를 많이 하는데,

미국과 유럽에서는 전신마취를 선호하고, 우리나라와 일본에서
는 척수마취와 미추마취를 선호합니다.

항문수술 후의 통증

Q 옛날부터 치질수술을 하면 통증이 심하다는 얘기를 많이
들었어요. 그래서 민간요법들이 성행하고 있는데, 정말
치질수술을 받고 나면 통증이 몹시 심한가요?

A 항문은 민감한 곳이며 신경세포의 분포가 많아 통증이 심
한 것은 사실입니다. 그러나 수술 기술과 통증을 해결하
는 기술이 많이 발달해 이제 통증은 심하지 않습니다.

수술 후에는 지속적 통증 조절법(PCA)을 이용하고 있어 통증은
거의 느낄 수 없습니다. 그러므로 통증 때문에 수술을 두려워할
필요는 없습니다. 수술 후 2~3일째 처음으로 배변할 때 통증이
있을 수 있지만, 대개 병원에서 대변이 부드러워지는 완하제를
주기 때문에 큰 고통은 없습니다. 민간요법으로 치료하면 통증이
더 심하며 부식제 주사를 맞으면 항문협착, 괄약근 손상 등 부작
용이 심합니다. 따라서 민간요법에 의지해선 안 됩니다.

항문수술 후 두통

Q 저는 수술 다음 날 머리가 아프던데, 항문수술을 했는데 왜 머리가 아픈 거죠?

A 항문수술을 할 때 대개 전신마취나 척수마취를 합니다. 척수마취를 할 경우 5~10% 정도 두통이 생길 수 있습니다. 하지만 최근에는 가는 바늘을 사용해 두통의 빈도가 현저히 줄고 있습니다.

두통은 보통 수술 후 이틀째에 생기며, 침대에서 일어날 때 느끼게 됩니다. 일어나거나 앉으면 심해지고 누우면 없어지거나 줄어들지요.

두통의 원인은 마취할 때 뚫었던 바늘구멍으로 뇌척수액이 새어 나가 뇌내압이 저하되기 때문입니다. 그래서 척수마취한 경우 수술 당일은 누워서 안정을 취하는 것이 좋습니다. 충분히 수분을 섭취하거나 정맥으로 수액을 공급받아 감소한 뇌척수액을 보충해야 하며, 베개는 사용하지 않거나 낮은 것을 쓰는 게 좋습니다. 두통은 대개 2~3일이면 없어집니다.

항문수술 후 배뇨 곤란

Q 저는 치질수술을 받았는데, 수술 당일 소변보는 일이 너무 힘들었어요. 왜 그런 건가요?

A 항문수술 후 첫날은 대개 소변을 보기가 힘듭니다. 이는 항문과 요도, 방광 밑부분이 같은 신경의 지배를 받고 있고 항문거근이 항문뿐 아니라 요도까지 같이 조여주는데 자신도 모르게 항문에 힘을 주어 항문 괄약근이 닫혀 있는 상태가 되기 때문입니다. 이때 요도 괄약근도 닫히게 되어 소변보기가 힘듭니다. 척수마취의 경우 배뇨 곤란 빈도가 더 높습니다.

소변보기가 힘들 때는 따뜻한 온열 팩을 방광 부위에 20분 정도 대고 있거나 온수 좌욕을 하는 것이 좋습니다. 또 수돗물을 약간 튼 상태에서 아랫배를 손으로 누르면서 배뇨를 시도하면 반사운동으로 소변을 보기가 쉽지요.

그래도 안될 경우 요도에 가느다란 고무호스를 넣어 소변을 빼주기도 합니다. 도뇨를 하면 이틀 정도 소변을 볼 때 요도가 따끔따끔할 수 있으므로 되도록 도뇨를 하지 않고 스스로 소변을 보는 것이 좋습니다.

항문수술 후 2차 출혈

Q 혹시 치질수술 후에 출혈이 되는 경우가 있나요?

A 항문수술 후 출혈은 1차 출혈과 2차 출혈이 있습니다. 1차 출혈은 수술 당일이나 그다음 날 출혈되는 것으로, 수술창에서 출혈이 됩니다.

항문수술 후 약 1~2주일 사이에 대량 출혈하는 경우가 있는데, 이것을 2차 출혈(지연 출혈)이라고 부릅니다. 수술 시 수술창을 봉합했던 실이 녹은 후 굳은 대변 등으로 자극을 받았을 때 수술창에서 출혈이 되는 것이지요. 실이 녹는다고 해서 다 출혈되는 것은 아니며 극히 일부에서 출혈이 됩니다. 그러므로 대변을 무르게 보는 것이 좋습니다.

입원 중이라면 간호사에게 빨리 알리고 퇴원 후 집에 있는 상태라면 빨리 수술한 병원으로 가야 합니다. 대개 링거 지혈제를 맞으면 좋아지지만, 심할 경우 다시 마취한 후에 수술창을 봉합해야 하는 경우도 있습니다.

항문수술로 입원 중 간호할 사람

Q 서울에서 자취하는 대학생인데, 치열로 수술을 받아야 해요. 입원 중에 제 옆에서 간호할 사람이 꼭 필요한가요?

A 항문수술 후 당일은 침대 위에서 안정을 취해야 하지만, 수술 후 3시간 정도 지나면 걸어 다닐 수 있습니다. 그러므로 수술 후 간호할 사람이 꼭 필요하지는 않습니다.

항문수술 후 배변감

Q 어제 치질수술을 받았는데 자꾸만 대변이 보고 싶어요. 그렇다고 대변이 나오는 것도 아닌데 말이죠. 자꾸만 대변이 보고 싶은 느낌은 왜 생기나요?

A 항문수술 당일이나 다음 날 대변이 보고 싶어 실제 배변을 하려 해도 대변은 나오지 않으면서 자꾸 대변을 보고 싶은 변의가 느껴집니다. 이는 항문수술을 하면 수술창이 부어 압력을 느끼게 되는데, 우리 몸은 마치 대변이 있어서 압력을 느끼는 것

으로 착각하기 때문입니다. 그러므로 항문수술 당일은 변의가 있더라도 참는 게 좋습니다.

항문수술 후 배변

Q **치질수술을 하면 아파서 화장실에 못 갈 것 같아요. 보통 수술 후 언제 배변하게 되나요?**

A 보통 수술하고 1~3일 이내에 배변하게 됩니다. 처음 배변할 때는 대변이 굳게 나올 수 있습니다. 만약 3일째까지도 배변을 하지 못 하면 병원에서 관장을 시켜줍니다.

배변을 하면 즉시 비데를 해서 항문 주위를 청결하게 유지하는 것이 좋습니다. 그래야 염증이 생기지 않습니다. 또 수술 후 약 2주까지는 배변 시 소량의 출혈이 있을 수 있습니다. 나중에는 저절로 없어지므로 걱정할 필요가 없습니다. 단, 출혈이 많을 경우 빨리 간호사에게 알려야 합니다.

퇴원 후 주의사항

Q 수술이 잘 되어 이제는 화장실 가는 것이 두렵지 않습니다. 치질수술 후 제가 집에서 주의해야 할 사항이 있으면 알려주세요.

A 퇴원할 때쯤이면 수술창도 상당히 안정되어 큰 문제는 없습니다. 하지만 아직 수술창에서 분비물이 나옵니다.

배변 후에도 비데를 합니다. 비데 후에는 수건으로 깨끗하게 닦고 건조시킵니다. 그런 다음 연고를 살짝 바릅니다. 2~3주는 격렬한 운동은 피하고 가벼운 운동만 해야 합니다.

대변이 부드럽게 나오도록 식물성 섬유소가 많은 채소와 과일을 먹고, 수분 섭취를 늘리는 것이 좋습니다. 일주일에 1~2번 정도 통원 치료를 해야 합니다.

치핵수술 후 재발

Q 수술 후에 치핵이 다시 재발된다는 얘기를 들었어요. 관리를 잘 못하면 정말 재발하나요?

A 치핵수술 후 재발은 거의 안 되지만, 다음과 같은 경우 재발이 되기도 합니다.

- 혈전성 외치핵의 경우 또 다른 부위에 혈전성 외치핵이 생길 수 있습니다. 혈전성 외치핵은 핏덩어리가 뭉쳐 있는 것인데, 이것만 절개해 빼냈을 경우 원래 내치핵이 있던 환자는 내치핵이 그대로 있게 됩니다.
- 치핵이 보통 3개 있는데 이 중 1~2개만 절제하고 나머지는 작아서 그냥 두었을 경우 그게 더 커져 재발할 수 있습니다.
- 수술 후 항문 주위가 부어 있다가 부기가 빠지면 피부가 늘어나 피부꼬리라는 외치핵이 남을 수 있습니다.

최근 항문수술의 발달로 이와 같이 재발하는 경우는 거의 없으며, 만약 재발하더라도 경미한 것으로 큰 문제가 되지 않습니다.

항문주위농양의 치료와 입원 여부

Q 34세 비즈니스맨입니다. 며칠 전부터 항문 주위가 벌겋게 붓고 몸살이 난 듯 열이 나며, 아파서 의자에 앉을 수도 없습니다. 치질인 걸까요?

A 항문주위농양으로 보입니다. 항문주위농양은 지체하지 말고 빨리 대장항문과나 외과를 찾아야 합니다. 바로 수술을 통해 그 부위를 절개해 고름을 제거해야 합니다.

Q 그럼 입원을 해야 하나요?

A 경미한(I, II) 형은 부분 마취 후 절개술만 시행해도 되지만, 심한(III, IV) 형은 통증이 심해 염증조직을 긁어내는 것이 불가능합니다. 따라서 마취 후 깨끗하게 수술하는 것이 좋습니다.

Q 절개 배농술에 대한 이야기를 들어본 적이 있습니다. 만약에 절개 배농술을 받으면 완치가 되나요? 아니면 앞으로 또 치료가 필요하나요?

A 절개 배농술만 받으면 30% 정도는 완치되지만, 60% 정도는 이후에 치루가 생깁니다. 치루가 생기면 반드시 수술을 해야 하므로 다시 입원을 해야 합니다. 따라서 항문주위농양 수술 시 내구를 처리하는 근치수술을 받으면 재발률이 아주 낮아지므로 입원 치료를 권하고 싶습니다. Ⅲ형이나 Ⅳ형 등 심한 직장항문주위농양은 처음에는 근치수술이 힘든 경우가 많습니다. 조직이 흐물흐물해 내구 처리가 되지 않고, 하려 해도 조직 손상이 많기 때문이지요. 이런 경우에는 2단계 수술을 합니다.

치루수술과 입원 기간

Q 남동생이 병원에 갔다 왔는데 치루라고 합니다. 학기 중이라 입원 기간이 궁금합니다. 치루수술을 하면 며칠 정도 입원을 해야 하나요?

A 치루는 가벼운 치루부터 심한 치루까지 다양합니다. 치루의 정도에 따라 수술 방법도 다릅니다. 입원 기간은 평균 2~3일이며, 치루의 상태 또는 주치의의 판단에 따라 입원 기간이 변동될 수 있습니다.

피부점막하치루(Ⅰ형)나 내외괄약근간치루(Ⅱ형)는 치루가 얕고 단순한 형태입니다. 직장 속까지 가는 골반직장와치루(Ⅳ형)는 수술창이 크고 깊어 치료가 까다로운 편입니다.

때때로 인공항문을 만드는 경우도 있습니다. 입원 기간은 치루의 정도, 수술법, 주치의의 방침 등에 따라 차이가 있으므로 의사와 상담하는 것이 좋습니다.

치루수술 후 입원 중 주의사항

Q 내일 치루수술을 받을 환자입니다. 혹시 입원 중에 제가 주의할 점이 있으면 알려주세요.

A 치루수술은 치핵수술보다 수술창이 크고 깊어서 치료 기간이 긴 편입니다. 수술 직후 수술창에서 진물이 많이 나오며 출혈이 되기 쉽습니다. 배변 후 하루에 한 번 정도는 비누로 닦는 것이 좋습니다.

배변 시 변이 잘 안 나오더라도 무리하게 힘을 주는 것은 좋지 않습니다. 무리하게 힘을 주면 꿰맨 수술창이 터지거나 출혈이 되기 쉬우므로 대변을 부드럽게 만드는 완하제를 사용할 필요가 있습니다. 수술 후에는 오랫동안 앉아 있으면 수술창에 부담을 줄 수 있으니 주의해야 합니다.

치루수술 후의 음식

Q 제 아들이 최근에 치루수술을 받았습니다. 그러다 보니 식단을 짜는 것에 은근히 신경이 쓰이네요. 치루수술을 받은 후 피해야 할 음식이 있나요?

A 술, 맵고 짠 자극적인 음식, 변비를 일으키는 음식 등은 피하는 것이 좋습니다. 너무 과식하는 것도 좋지 않지요. 채소와 과일을 많이 먹고 수분 섭취를 늘리는 것이 좋습니다. 담배도 끊을 수 있으면 끊고 안 된다면 줄여야 합니다.

치루수술 후 퇴원한 이후의 주의사항

Q 항문질환 중 치루수술이 꽤나 까다로운 수술이라고 들었습니다. 수술 후 퇴원해서 주의할 사항은 무엇인가요?

A 항문질환 수술 중 치루수술은 회복 기간이 긴 편입니다. 상처를 벌려 놓은 곳이 있고 상처가 깊기 때문이죠. 따라서 입원 기간도 길고, 퇴원 후 안정을 취해야 하는 기간도 깁니다.

가장 중요한 건 수술창을 청결히 유지하는 것입니다. 배변한 후에는 따뜻한 물로 좌욕을 하고 깨끗이 닦는 것이 중요합니다. 건조도 잘 시켜야 하죠. 오랫동안 앉아 있거나 운전, 격렬한 운동은 피하는 것이 좋습니다.

치루수술 후의 재발

Q **치루수술을 받은 30대 직장인입니다. 주위에서 그러는데 치루는 수술 후에도 재발이 잘 된다고 하더군요. 그 이유는 무엇인가요?**

A 항문주위농양은 절개 배농만 했을 경우 2/3 정도 치루로 발전해 다시 치료해야 합니다. 치루는 수술 중 내구를 못 찾는 경우가 논문에 따라 5~50%까지 보고되고 있습니다. 내구가 살짝 막혀 있는 경우가 많으며, 내구 처리를 못 하면 재발이 되는 비율이 높죠. 요즘에는 수술 중 내구를 찾는 방법이 많이 개발되어 내구를 거의 찾아내지만 찾지 못하는 경우도 있습니다. 또한 항문은 대변이 통과하는 곳이므로 감염의 우려가 늘 있습니다. 특히 결핵에 의한 치루는 재발이 되기 쉽습니다.

치루수술 후의 합병증

Q 저는 항문 주위에 농양이 있었는데 그것이 치루로 발전했습니다. 곧 수술을 받을 예정인데, 치루수술 후 변이 새는 경우가 많다고 들었습니다. 정말로 그런가요?

A 치루수술은 개방술식인 경우 괄약근을 자르게 됩니다. Ⅰ, Ⅱ형은 별문제가 없으나 Ⅲ, Ⅳ형의 경우 문제가 생길 수 있습니다. 따라서 요즈음은 Ⅲ, Ⅳ형은 개방술식보다 괄약근 보존술식이나 시톤법(치루 결찰법) 등으로 치료합니다. 괄약근 보존술식은 개방술식보다 재발률은 높으나 괄약근 손상으로 변이 새는 변실금이 생길 비율이 아주 낮습니다.

항문질환과 좌욕

Q 치열이 있는 저희 언니는 책에서 항문질환에 좌욕이 좋다는 내용을 접하고 난 후부터 변을 본 뒤에는 늘 좌욕을 합니다. 그런데 항문이 조금씩 가렵다고 하네요. 왜 그런가요?

A 치열의 보존적인 치료 방법으로 좌욕이 좋은 것은 사실입니다. 단, 좌욕 후에 항문에 묻은 물기를 완전히 닦아내는 것이 중요합니다. 좌욕 후 물기를 충분히 말리지 않으면 항문 주위에 습기가 차서 세균 등이 번식하기 쉽습니다. 그러면 가려울 수 있지요. 항문 전용 수건을 준비해 좌욕 후 잘 닦거나 드라이기로 말리는 것이 좋습니다.

치열의 약물 치료

Q 저는 30대 맞벌이 주부입니다. 그래서 늘 시간에 쫓기다 보니 화장실에 자주 못 가죠. 언제부턴가 변을 볼 때면 항문이 찢어지는 듯한 느낌이 들면서 따갑고 아픕니다. 수술하기는 무서운데, 약으로 치료할 수는 없을까요?

A 증상으로 보아 치열로 의심됩니다. 물론 치열도 약물 치료가 가능합니다. 특히 초기 치열이나 급성치열의 경우 우선적으로 약물로 치료합니다.

치열은 변비를 피하는 것이 가장 중요하므로 소염제, 혈행 개선제, 변완하제를 투여해 변비를 해소합니다. 항문관이 단단한 변에 의해 손상되지 않도록 하는 것이지요. 또한 연고나 좌약을 사용해 통증 완화나 상처를 아물게 할 수 있습니다. 그러나 치열이 여러 번 반복되어 만성치열이 되면 약물 치료보다는 수술로 치료하는 것이 가장 좋습니다.

치열의 재발

Q 저희 딸은 변비가 심해 항문이 찢어지는 일이 많았어요. 결국 만성치열로 오늘 수술을 받았습니다. 그런데 치열은 재발이 잘 된다면서요? 엄마로서 걱정이 됩니다.

A 치열은 항문질환 중에서도 재발이 잘 되는 병입니다. 특히 여성들에게 흔한 질환이지요. 바빠서 화장실에 가는 것을 미루다 보면 변을 볼 기회를 놓치고, 이런 일이 반복되다 보면 변비가 올 수 있습니다. 변비가 심해지면 단단한 변이 나오면서 항문이 찢어지게 되죠. 일단 수술을 통해 치료한 후에는 치열을 유발하는 생활습관이나 배변습관을 고쳐야 합니다. 그러면 재발의 위험을 줄일 수 있습니다.

우선 식이섬유가 풍부한 음식을 먹는 것이 중요합니다. 섬유소가 많이 함유된 식품은 변을 부드럽게 만들어 배변을 원활하게 하죠. 또 변비를 예방해주어 치열의 재발도 막을 수 있습니다.

변의가 느껴질 때는 참지 말고 화장실에 가야 합니다. 그리고 아침 식사를 꼭 하고 식사 후 규칙적으로 배변하는 습관을 들여야 합니다. 아침 식사 후에 변을 보고 싶은 느낌이 가장 강하므로 아침 식사는 거르지 않는 것이 좋습니다.

부록 2
항문질환의 예방법

1 용변은 3분 이내로 끝낸다

배변할 때는 좌변기를 사용하는 것이 좋으며 신문, 책 등을 보는 것은 삼간다. 특히 아침 식사 후에 화장실에 가는 것이 좋다.

2 항상 항문을 청결히 한다

입과 항문은 비슷한 구조다. 식사 후에 칫솔로 이를 닦듯 용변 후에는 물로 항문을 닦는 것이 좋다. 휴지로는 항문 사이사이를 깨끗이 닦지 못한다. 물로 닦는 것이 번거롭다면 간편히 항문을 세척해주는 비데를 사용한다. 비데의 사용은 치질 예방에 좋다.

3 매일 아침 식사 후 변의가 있든 없든 화장실에 가서 용변을 본다

아침 식사 전보다 아침 식사 후에 용변을 보는 게 배변을 빨리 마칠 수 있다. 아침 식사 후에는 위에 들어간 음식물이 대장을 자극해(위·대장 반사운동) 용변을 보기가 더욱 쉽다. 아침 식사 전에 용변을 보는 사람 중에는 시간이 오래 걸리는 사람이 많다.

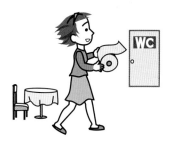

4 변비를 피한다

신선한 채소, 과일 등 섬유질이 많은 음식을 섭취한다. 아침에 일어난 후 물을 한 컵 마시면 대장운동을 증가시켜 변의가 생기므로 변비가 예방된다. 변비는 항문질환을 유발하고 악화시킬 뿐 아니라 직장암의 발생 가능성도 높이므로 빠르게 치료하는 게 좋다.

5 같은 자세를 계속 취하지 않는다

업무 중 1~2시간마다 일어서서 2~3분이라도 간단히 맨손체조나 스트레칭을 하면 치질을 예방할 수 있다.

6 음주, 담배, 맵고 짠 자극적인 음식은 가급적 피한다

7 치질을 초래하는 운동과 레저는 피한다

낚시, 골프, 운전, 고스톱, 카드놀이 등 장시간 같은 자세를 취해야 하는 행동은 치핵을 악화시킨다.

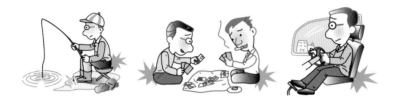

8 항문질환 치료에 민간요법은 금물이다

의사가 아닌 비의료인에게 부식제 주사 등을 맞아 항문이 망가진 사람이 꽤 많다. 한국에서는 대장항문외과가 아직 외과에서 완전히 분리되어 있지 않으므로 항문질환은 대장항문외과 세부 전문의나 외과 전문의에게 치료받는 것이 가장 좋다.

9   항문질환 정기검진을 1년에 한 번씩 받는다

배변을 하루 3번 이상 보거나 배변 시 대변에 혈액이 묻어 나오면 반드시 진찰을 받아야 한다. 특히 가족 중에 대장암을 앓은 사람이 있다면 항문질환 정기검진을 매년 받도록 한다.

치질 없는 몸으로 살기

초판 1쇄 2021년 5월 17일 | **초판 2쇄** 발행 2022년 2월 22일

지은이 양형규

펴낸이 양형규 | **책임 편집** 양병원 출판부 | **제작처** 상식문화
펴낸 곳 양병원 출판부 | **출판등록** 제13호(윤) 1997년 4월 14일
주소 서울시 강동구 진황도로 128, 2층 | **전화** 02-480-8014 | **팩스** 02-480-8209
E-MAII yanghs@yangh.co.kr | **홈페이지** www.yangh.co.kr

ISBN 978-89-94863-16-0 13510